Segredos
do
toque amoroso
Carinhos que trazem felicidade, saúde e beleza

Franz Benedikter

Segredos do toque amoroso

Carinhos que trazem felicidade, saúde e beleza

2ª edição

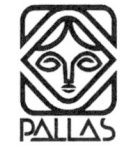

Rio de Janeiro
2002

©1ª edição, by Franz Benedikter - ISBN 89385-143-7
Publicado originalmente na Alemanha por Windpferd Verlagsgesellschaft mblt, Aitrang
Título original: Die Psychestreicheln. Die Geheimnisse zärtlicher Berührung (wie durch streicheln Hormone freigesertzt werden, diglücklich, gesund und schön machen und für das gesamte kör perliche und geistige wohlbefinden unerlässlich sind)
©1ª edição em língua inglesa, 1996, by Lotus Light Publications, USA
ISBN 0-941524-90-6
©1ª edição em língua portuguesa, 1999, by Pallas Editora e Distribuidora Ltda., BRA

Editor: Cristina Fernandes Warth

Coordenação Editorial: Heloisa Brown

Tradução do Alemão: Pedro Russ

Copidesque e Revisão da Tradução: Reinaldo Guaranny

Revisão Tipográfica: Gisele Barreto Sampaio
Heloisa Brown

Diagramação e Editoração Eletrônica: Esteio

Ilustrações de Miolo: da edição original alemã

Capa: Leonardo Carvalho

Foto de Capa: Detalhe da escultura *Plutão e Prosérpina*, de Lorenzo Bernini

Fotolito de Capa: Beni

Todos os direitos para a língua portuguesa reservados à Pallas Editora e Distribuidora Ltda. É vetada a reprodução por qualquer meio mecânico, eletrônico, xerográfico, etc. sem a permissão prévia por escrito da editora, de parte ou da totalidade do conteúdo e das imagens contidas neste impresso.

CIP-BRASIL. CATALOGAÇÃO-NA-FONTE.
SINDICATO NACIONAL DOS EDITORES DE LIVROS, RJ

B399s Benedikter, Franz.
2. ed.   Segredos do toque amoroso: carinhos que trazem felicidade, saúde e beleza / Franz Benedikter; [tradução do alemão, Pedro Russ]. – 2a. ed. – Rio de Janeiro: Pallas, 2002.
Tradução de: Die Psychestreicheln
Inclui apêndices
ISBN 85-347-0328-0
1. Mensagens. 2.Relaxamento. I. Título

99-0162   CDD 615.822
                                       CDU 615.817

Pallas Editora e Distribuidora Ltda.
Rua Frederico de Albuquerque, 56 – Higienópolis
21050-840 – Rio de Janeiro – RJ
Tel.: (0XX21) 2270-0186
E-mail: pallas@alternex.com.br
Home Page: www.pallaseditora.com.br

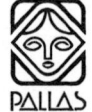

Sumário

Introdução 7

Segredos do toque amoroso 11
   Como atuar sobre a psique por meio do corpo 11
   Estresse contínuo retesa os músculos e bloqueia
   o fluxo de Energia 13
   Hipnose táctil 14
   Adormecer melhor 17
   O toque carinhoso 19
   Soltar — A sensação de falta de gravidade 20
Massagem — Afagar e acariciar 23
   Acordar o corpo 28
   O início do programa de exercícios 31
      As mãos 32
      O amassar e rolar 33
      O acariciar — O contato compreensivo 36
      O contato das mãos 38
      A pressão dos dedos e do polegar 41
A localização dos Pontos e das Zonas Desencadeadoras 43
   Trigger - pontos e trigger - zonas 43
Introdução à Indução Endógena 47
   A restauração da harmonia hormonal 47
   As três formas diferentes de tratamento 53
   Libertar a psique de inibições e bloqueios 54
   Aprofundar o contato entre o "Eu" e o "Você" 55
   Sentir o contato com o meio ambiente humano 57
Os exercícios para a Indução Endógena 59
   Ir da tensão ao relaxamento 59
      Reduzir a adrenalina e aumentar a endorfina 59
      Visão geral do tratamento 60
      Exercícios de relaxamento 62
      Dissolver as inibições e os bloqueios 78
      Exercícios que as pessoas podem fazer sozinhas ... 78

Visão geral do tratamento individual 78
Exercícios individuais 84
Aprofundar o contato entre o "Eu" e o "Você" 114
Exercícios para companheiros e amigos 114
Visão geral do tratamento a dois 115
Exercícios com o companheiro 118
Sentir o contato com o meio ambiente humano 132
Um exercício para as pessoas fazerem em grupo 132
Para finalizar: Transformação é crescimento 134

Anexo 1
O lado físico da psique 137
Adrenalina e Noradrenalina — Os hormônios do estresse 137
Endorfina — O estimulante 138
Os hormônios vitais — Prazer no amor 139
Os hormônios do companheirismo 139
Mais hormônios para a sensualidade 140

Anexo 2
O nosso laboratório farmacológico interno 141

Anexo 3
A pele como órgão de contato 142

Sobre o Autor e seu trabalho 145

Introdução

A Nova Era do Carinho

Segredos do toque amoroso é um programa de inacreditável efeito prático que, através do toque de determinadas zonas da pele, libera hormônios extremamente relaxantes, reanimadores ou euforizantes, que nos trazem equilíbrio, saúde e felicidade. Além disso, é um método para nos libertar de inibições e bloqueios, aumentando toda a nossa energia pessoal.

O toque suave e carinhoso da pele desencadeia reações hormonais sobre a psique. As endorfinas trazem a sensação de felicidade, aumentam a capacidade de rendimento, elevam o prazer de viver e intensificam a percepção sensorial. O estrogênio e a testosterona são verdadeiras fontes de energia e poções da juventude.

O carinho é, sobretudo, o contato da pele; sentir o calor e a proximidade. Aqueles que não se permitem esses sentimentos acabam por esquecê-los. Eles se atrofiam como os músculos que não são mais utilizados ou treinados. Entretanto, ter um companheiro* não significa necessariamente estar, também em nível de carinho, totalmente satisfeito. Muitos de nós não sabem mais o que significa ser carinhoso. Por outro lado, os "workshops do toque", os seminários sobre tantra** e o "treinamento para acariciar" testemunham a ânsia pelo tocar e ser tocado. Talvez as pessoas até possam viver sem carinho, mas, certamente, não serão felizes. Quem não é tocado com ternura ou acariciado por um longo período de tempo é menos aberto, é retraído em relação às pessoas e perde o calor em seu coração.

(*) Ao longo do livro, o termo refere-se a companheiro de vida, no sentido de ser um marido ou uma esposa. (N. do T.)
(**) Yoga sexual.

Uma pessoa saudável anseia enormemente ser tocada. Os toques sensitivos atuam de maneira relaxante e são, ao mesmo tempo, experiências sensuais.

Isso que mostramos por meio dos exercícios apresentados neste livro é chamado de *indução endógena*. Nela, acontece o seguinte: o efeito que começa numa determinada parte do corpo e da respectiva zona da pele estimula o corpo, de dentro para fora, a alcançar uma harmonia hormonal.

O compacto programa de exercícios aqui apresentado mostra como, por meio da automassagem e da massagem feita por um companheiro — que é muito mais um toque carinhoso — em determinadas zonas desencadeadoras do corpo, poderemos atuar sobre a psique com desdobramentos positivos para o próprio corpo. Assim fazendo, ensinamos os nossos corpos a produzir determinados hormônios na quantidade exata de que precisamos para uma vida feliz, saudável e liberada.

A *indução endógena* parte do princípio de que não é necessária a introdução por via externa de hormônios que nosso próprio corpo pode produzir em quantidade suficiente. Precisamos apenas aprender de que modo podemos auxiliar este processo de auto-harmonização. *Segredos do Toque Amoroso* é um caminho para este agradável equilíbrio. Veremos, então, que o corpo poderá ser considerado nosso melhor amigo.

Todos os exercícios foram testados durante muitos anos de prática — e eu agradeço a todos os participantes pelas informações precisas e detalhadas dos efeitos que estes tiveram sobre eles. É sempre uma experiência inacreditável poder perceber nas expressões faciais, na postura corporal e na irradiação pessoal deles as transformações positivas que foram originadas pela prática dos exercícios. Por diversas vezes, tenho visto como, utilizando apenas um exercício, altera-se por completo o estado de espírito de uma pessoa: da dúvida surge a certeza; do pessimismo, o otimismo; e de uma situação de estar-preso-dentro-de-si-mesmo, uma agradável extroversão.

Quando observo meu trabalho e este livro sob este enfoque, tenho a impressão de que de uma planta bem pequenina, tenra e frágil, mas com longas raízes, poderá surgir uma árvore grande e forte... Um ser que poderá viver, na mesma medida, seu lado forte e seu lado fraco.

Desejo a todos nós a abertura para as mudanças e o crescimento em todos os níveis.

Segredos do toque amoroso

COMO ATUAR SOBRE A PSIQUE POR MEIO DO CORPO

Toda a nossa vida, mais do que acreditamos em geral, é regulada por dependências, por uma contínua seqüência de causas e efeitos. Por conseguinte, as nossas atividades espirituais, psíquicas e sexuais passam a ser determinadas eternamente pelo estado físico. E também aqui configura-se uma relação causal.

A maneira como pensamos, o que sentimos e queremos depende em grande medida de nossa respectiva condição hormonal, ou seja, da quantidade de hormônios com efeitos bem diferentes, que são produzidos e liberados de cada vez.

Portanto, os hormônios também são co-responsáveis pela nossa felicidade, saúde e beleza.

Em contrapartida, nossa condição hormonal é governada, por um lado, por impulsos físicos, e pelo outro, por impulsos psicológicos.

O nosso bem-estar geral, por sua vez, é determinado pelo trabalho conjunto extremamente complexo de todos os órgãos (coração, circulação sangüínea, fígado, sistema nervoso, pulmões, rins, intestinos e outros), grupos musculares e sistema endócrino.

Quando a nossa atenção volta-se completamente para um estômago que dói, porque comemos mal ou em demasia, não conseguimos mais pensar com clareza, sentir ou seguir um impulso. Este apresenta-se como *desejo*, por exemplo, ouvir uma boa música; como *necessidade*, por exemplo, beber confortavelmente uma xícara de chá; ou como *interesse*, por exemplo, ler um artigo ou um livro. O fluxo de pensamentos é interrompido pela percepção da dor, e as sensações e os impulsos são colocados em segundo plano.

Os efeitos recíprocos de corpo e psique são inseparáveis — e essa combinação atua sobre:

a) A maneira de pensar. As quantidades liberadas de *adrenalina*, *noradrenalina* e *dopamina,* bem como as dos hormônios vitais — *testosterona* e *estrogênio* —, influem sobre nossos pensamentos. A adrenalina acelera as nossas atividades mentais. Os hormônios vitais, por outro lado, influenciam a vida cerebral por meio de uma larga faixa de atitudes, que podem oscilar entre o pessimismo e o otimismo, a euforia e a depressão, a concentração e a distração, a potência e a impotência. Como está exposto mais adiante, nosso interesse concentra-se em determinados hormônios, que, dentro de um conjunto complexo, são decisivos, e contemplamos os sistemas hormonais, cujo efeito e contra-efeito são compreensíveis — aqueles sobre os quais podemos atuar com exercícios. Sobre estes hormônios, consulte o anexo 1 ao final do livro.

b) A maneira de viver e expressar ativamente os sentimentos. Em todas as pessoas existem oscilações de todos os níveis imagináveis, entre o ir-para-fora (ser extrovertido) e o retrair-se (ser introvertido), entre inibição e desinibição, entre simpatia e aversão. Podemos nos sentir livres ou, então, estar sofrendo sob o efeito restritivo de algum bloqueio. Também aqui, a condição hormonal "física" está sempre envolvida de modo decisivo. Em pessoas emotivas, por exemplo, apresenta-se um excesso de endorfina liberada.

c) Vida instintiva no campo dos relacionamentos interpessoais dentro das esferas íntimas, profissionais e socioculturais. Ímpeto, força e determinação correspondem às quantidades liberadas dos hormônios vitais — testosterona e estrogênio.

À medida que tomamos conhecimento deste significado do corpo, passamos a sentir necessidade de trabalhá-lo mais intensamente, de vivenciá-lo mais intensamente. Isto vale, em primeira instância, para as pessoas saudáveis que querem atingir seu rendimento máximo, mas, também — e principalmente —, para aqueles que sofrem de determinados transtornos, como deficiências na concentração, falta de vitalidade e de vigor ou obstruções no âmbito sentimental, ou sofrem de uma libido (desejo sexual) fraca demais.

ESTRESSE CONTÍNUO RETESA OS MÚSCULOS E BLOQUEIA O FLUXO DE ENERGIA

O estresse gera a tensão — e isto sempre acontece quando ficamos expostos a situações geradoras de estresse por longos períodos de tempo. Nós nos induzimos, no plano físico, a um aumento crescente de atividade, até o ponto em que nosso corpo realmente não consegue mais suportar.

Isso pode acontecer de maneira consciente, motivado por um exagerado desejo ou obrigação de apresentar rendimento, ou inconscientemente, gerado por uma ampla sensação de medo. Podemos perceber, então, as tensões que surgem em *nível psíquico*, à medida que ficamos nervosos, tensos e superexcitados; mas, de modo muito mais aparente e simples, podemos sentir o estresse na forma de *tensão corporal*.

O enrigecimento de alguns grupos musculares, como os da região abdominal, da nuca ou do peito, deixam que essa tensão seja tão dolorosa, como prejudicial: cedo ou tarde — mas, certamente, em algum momento —, instalam-se danos irreversíveis em diversos órgãos, os quais, inicialmente, apresentam distúrbios funcionais aos quais se seguem doenças orgânicas crônicas.

Entretanto, essa situação fica realmente perigosa quando nos acostumamos com as dores e deixamos de levar em consideração os sinais que o corpo quer transmitir justamente por meio delas.

Quando nos encontramos assim, se nos apalparmos cuidadosamente, fazendo uma espécie de autodiagnose com a ponta dos dedos, poderemos perceber enrigecimentos: determinados músculos estão duros, retesados e, em casos extremos, bloqueados energeticamente. Se fizermos uma simples "massagem" sobre eles, inicialmente sentiremos uma leve dor, mas, pouco tempo depois, a mão quente dissolve a tensão, proporcionando assim uma maravilhosa sensação de bem-estar que anda de mãos dadas com a redução da tensão, ou seja, sempre que passarmos gradativamente da tensão ao relaxamento.

Quem é que nunca ansiou, especialmente quando se sentia estressado, pela sensação de bem-estar que um simples passeio pela praia ou uma caminhada por campos verdejantes pode ocasionar? Quem nunca desejou, em alguns momentos, quando os medos se tornam insuportáveis, que um braço amigo estivesse pousado sobre seus ombros — ou qualquer outra forma de demonstração de amor, de compreensão e de amparo.

Então, quando sentimos esse desejo, *precisamos* satisfazê-lo. E nós *podemos* satisfazê-lo, mesmo dentro de nossas limitadas possibilidades — que sempre oferecem mais oportunidades do que podemos inicialmente imaginar. Na maioria das vezes, entretanto, o que nos afasta da satisfação de nossas necessidades são, tão-somente, as inibições — portanto, as mais diferentes resistências *psíquicas*. Contudo, podemos exercer influência sobre isso.

Concretamente, isso significa simplesmente o seguinte: levantar da cadeira, abandonar o que estiver fazendo, começar com dois passos, para, em seguida, ir desviando lentamente os pensamentos daquilo que nos aflige. Com esse pequeno ato de vontade, abrimos as portas para um novo mundo, que poderemos vivenciar como um sonho sutil ou uma idéia intensiva.

HIPNOSE TÁCTIL

Quando tomamos consciência de que podemos influenciar o nosso bem-estar de diversas maneiras, por que, então, nós simplesmente não "nos levantamos" e colocamos o nosso corpo numa situação agradável de relaxamento?

1.Porque a tensão inicial ainda é muito grande: deitar, renunciar à atividade significa que naquele exato momento em que interrompemos as nossas tarefas — as quais, pelo menos, nos distraem — nos entregamos totalmente à tensão, pois lhe damos espaço. Nós temos de entrar nisso. Nós relaxamos, nos entregamos a essa fase de declínio; contudo, logo em seguida, vem o ascenso. A percepção dos medos será dissolvida por sensações agradáveis.

Precisamos simplesmente nos acariciar, sentir nossa mão aquecendo o local dolorido. Assim, introduzimos uma hipnose simples sobre o sentido do tato. Nós substituimos, sem rodeios, a visão que, em geral, a hipnose emprega pelo sentido do tato, que tem percepção física mais intensa, que pode nos prender por completo e nos fazer esquecer as preocupações — que simplesmente hipnotiza.

2.Porque nos esquecemos de ser crianças — crianças cujos instintos ainda são espontâneos e não-moldados, que simplesmente começam a correr, a brigar e a brincar, movimentando seus corpos, sem se submeterem a limitações impostas.

O *adulto* já não pode nem mais chorar, nem demonstrar livremente seus sentimentos, nem movimentar-se ao seu belprazer, porque não é conveniente e ele não tem mais tempo para isso — ou, melhor dizendo, porque não se dá esse tempo.

3.Por fim, não sabemos mais o que é bom e agradável para nós. Nós somos, simplesmente, "ultra-sofisticados". Temos um conhecimento técnico *útil* — socialmente falando — demasiadamente grande sobre coisas práticas, mas nos afastamos muito do entendimento da alma, da psique e do corpo e suas respectivas necessidades. Nós desaprendemos a falar com os órgãos, deixando de escutar aquilo que o fígado, o estômago, os pulmões e, principalmente, o *coração* têm para nos dizer. Na maioria das vezes, só os escutamos quando nos mandam sinais tão dolorosos (doenças) que torna-se quase impossível que os ignoremos.

Mas a essa altura dos acontecimentos, freqüentemente, o corpo e a alma já perderam muito de sua qualidade de vida — vegetam dentro de uma espécie de túnel escuro, do qual, para que se ache novamente o caminho de saída, serão demandados alguns esforços. E isso só acontecerá quando mudarmos as nossas prioridades.

A busca pelo nosso bem-estar também é uma grande missão — e não só em relação a nós mesmos. Quando não podemos, ou não queremos, dar tudo o que a sociedade e a família exigem de nós, então, temos de aprender a nos concentrar nas coisas que são importantes para a nossa filosofia de vida. Mas são poucos os que agem assim. Basicamente, não *queremos* mais entender as necessidades do nosso corpo. Nós o desprezamos, abusamos dele. E na medida em que o exploramos, o maltratamos sem perdão, sem saber se mais tarde teremos condições de pagar a conta que ele nos apresentará.

Mas a conta será cobrada de qualquer maneira, se não hoje, amanhã. Nós colhemos o que plantamos. A filosofia que adotamos cria o conteúdo de nossa vida.

Quando alguém sofre de "dor de cabeça", está apresentando um "sinal de alarme" que deve ser levado a sério. Ele sinaliza um desgaste excessivo do espírito/cérebro, que não deixa de ser perigoso. Este tipo de cansaço mental extremo pode acontecer consciente ou subconscientemente (neste caso, não "percebemos" a exploração das células nervosas, apesar de elas serem reconhecidamente sensíveis à dor). Sem se importar, essa pessoa continua levando sua vida, de modo mais ou menos indiferente, deixando aquele seu órgão, que deu claras mostras de estar supercansado, continuar a trabalhar com o contagiros lá em cima. Talvez ela busque ajuda em remédios contra a dor, em um café forte ou bioquimicamente — na medida em que libera mais adrenalina —, se "autoflagelando" para alcançar o rendimento máximo.

Pelo menos enquanto ainda tiver tempo disponível, essa pessoa não seguirá as advertências. Por meio do descanso, do relaxamento e dos exercícios corporais, ela poderia conseguir um refluxo do sangue do cérebro para o corpo e, assim, uma diminuição da atividade cerebral.

Raramente buscamos a origem causadora de nosso sofrimento. Nós nos satisfazemos em combater esporadicamente os sintomas, reagindo somente em função das ondas de dor. Enquanto isso funcionar e for suportável, podemos nos comparar ao motorista que continua acelerando, apesar de o motor fazer barulhos amedrontadores.

Quem sofre de insônia acaba caindo no sono mesmo enquanto os problemas rodam em sua cabeça — e sem conseguir arrumá-los na mente —, porque vai esgotado para a cama. Mas ele sabe que, sob a forma de sonhos, a intensa atividade cerebral acabará por arrancá-lo desagradavelmente da cama. Então, ele sofre torturas; de olhos abertos, é entregue, desamparado, ao caos de pensamentos ("Eu simplesmente não consigo mais dormir!"). E isso se repetirá noite após noite. Essa pessoa, então, talvez busque ajuda em medicamentos, que apenas irão abafar os problemas ou, no máximo, empurrá-los para oito horas mais tarde.

Adormecer Melhor

Seria de muita ajuda se, antes de dormir, nos ocupássemos um pouco conosco em vez de simplesmente cairmos mortos na cama. Mas também isso terá de ser reaprendido do mesmo modo que aprendemos a regular os gastos de energia elétrica de nossas casas.

Tão naturalmente como escovamos os dentes à noite, também devemos buscar a clareza da mente, a organização dos pensamentos. Se estamos com um parceiro, devemos conversar com ele sobre tudo o que vai em nosso coração. Se estamos sozinhos, nos fará bem ir até a varanda, ou abrir a janela, e conscientemente inspirar o ar fresco da noite, lançando um olhar para as estrelas — e assim absorver a paz que a visão da eterna ordem cósmica nos oferece. Quando nos reservamos apenas um pouquinho de tempo, o mecanismo auto-regulador do nosso espírito já começa a trabalhar totalmente sozinho, organizando as coisas e nos desligando delas.

Nas páginas seguintes, por intermédio da descrição de exercícios bastante simples, poderemos aprender novamente a abrir espaço para esse mecanismo de ação positiva. Eles são o melhor auxílio para a auto-ajuda!

Às vezes, por paradoxal que possa parecer, descobrir aquilo que nos faz bem é o mais difícil. Mesmo quando somos razoavelmente sensíveis em perceber os desequilíbrios no nosso sistema energético, às vezes, não sabemos como poderemos modificá-los.

As dificuldades em dormir são extremamente comuns hoje em dia. Entretanto, uma pílula para dormir pode pouco mais do que um copo de vinho. Na realidade, ambos são, no sentido original, drogas e possuem seus efeitos colaterais. O que não conseguimos apagar de nossa memória sobrecarregada com o uso consciente de uma *pequena* quantidade de álcool, também não conseguimos usando o melhor remédio.

Muitas de nossas funções corporais e atividades musculares ficam atrofiadas por causa do fato de estarmos sempre sentados: no trabalho, na direção do carro, na frente do computador. Geralmente, podemos mudar muito pouco a respeito disso, porque, hoje, essas atividades fazem parte integrante das nossas vidas e estamos, nesse sentido, submetidos a certas normas sociais. Entretanto, não devemos esquecer que tanto o nosso sustento econômico como o nosso próprio bem-estar em relação à saúde são valores muito importantes e que podemos ligar de modo positivo essas duas necessidades aparentemente antagônicas. A busca por resultados e a saúde física e espiritual não precisam ser excludentes, basta que os integremos em um ritmo saudável. É muito mais difícil relaxar das tensões depois de uma semana de estresse constante, do que se o fizermos uma vez por dia. Exatamente a nossa capacidade de utilização mental, que nos afastou de um relacionamento natural com o corpo, é que, por meio de uma conscientização, poderá nos ajudar a dar novamente um passo na direção contrária, no sentido de irmos realmente ao encontro de nossa real natureza, dando ao corpo seu direito ao bem-estar.

Tanto os músculos como os órgãos agradecerão pela atenção que estão recebendo presenteando-nos com uma nova sensação de bem-estar. Este será o primeiríssimo objetivo a ser alcançado pelo programa de exercícios das páginas seguintes. A longo prazo, estaremos tratando da manutenção da vitalidade, da energia juvenil e de um organismo produtivo que nos dê boas sensações.

A "massagem" apresentada nas páginas seguintes deriva, em princípio, do contato e dos cuidados que os pais afetuosos dispensam aos seus filhos.

O TOQUE CARINHOSO

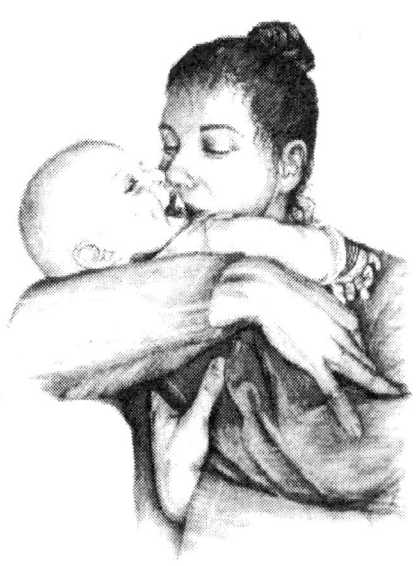

O contato entre mãe e filho.

Já na tenra infância, nós vivenciamos a forma mais primitiva de contato carinhoso. Olhemos para uma mãe que vai com amor em direção ao berço, ao encontro de seu bebê que chora. Ela o tocará de uma maneira muitíssimo especial, embalando-o nos braços. Em seguida, ele será balançado, acariciado, e suas bochechas serão pressionadas delicadamente contra as da mãe. Ela colocará sua mão aquecida sobre a pequena barriguinha, na qual os primeiros sinais de "tensão" podem ser notados — tensão que, muito mais tarde, freqüentemente martirizará o nosso abdômen. O seu "bumbum" receberá palmadinhas — dadas em um ritmo bem determinado. Carregando o bebê, a mãe caminhará de um lado para outro e pelo simples modo de ir e vir, ele será acalentado. E é neste momento que sempre acontece um "milagre": o choro se transforma em sorriso.

E quando alguém diz que essa criança está sendo mimada, ou ela é sem coração ou é insensata. Freqüentemente, aquela pessoazinha está chorando "somente" porque está aprendendo de maneira dolorosa a dissociar as coisas do Todo. Dar e receber amor é sempre uma condição indispensável para uma vida psíquica saudável, e ambos são, a longo prazo, tão necessários como comer e beber. Do mesmo modo que uma pessoa pode ficar com sede por falta de água, ela também poderá "murchar" por falta de amor.

Numa abordagem psicossomática, podemos dizer que as crianças sofrem e choram quando estão com falta de endorfina. Pode-se recompor esta falta por meio das palmadinhas e acalantos, do contato da pele e de movimentos rítmicos — e, assim, aquele "analgésico endógeno" é liberado mais intensamente e a criança experimenta uma sensação de felicidade.

Soltar — a sensação de falta de gravidade

Uma outra vivência importante é a sensação de confiança incondicional, de poder deixar-se cair. O pai faz o bebê sentir a falta de gravidade jogando-o algumas vezes para cima e agarrando-o com segurança novamente. A expressão da criança nos diz muita coisa: primeiro, está cheia de medo, e, depois, completamente alegre. E o pai nada mais fez do que chamar a atenção do bebê para uma lembrança ainda fresca na sua mente, a da falta de gravidade, como ele a sentiu até o nascimento, no ventre materno — o paraíso terrestre dos homens.

Quem de nós nunca sentiu, pelo menos por uma vez — mesmo que não tenha sido exatamente dessa forma —, o desejo de ser tratado com uma atitude semelhante por seu parceiro ou por um amigo? Por que, às vezes, nos envergonhamos ao demonstrar essas necessidades elementares? Dentro de nós não se esconde uma criança. Nós, por dentro, ainda *somos* — e sempre seremos — uma criança com todas as suas necessidades. Essa sensação de falta de gravidade faz parte do ritual em que o marido carrega a esposa através da soleira da porta. Numa troca sexual amorosa, essa falta de gravidade é parte do "voar"!

Falando puramente do ponto de vista fisiológico e endocrinológico, o contato corporal amoroso — do tipo que os pais têm com seus filhos — causa uma liberação de endorfinas:

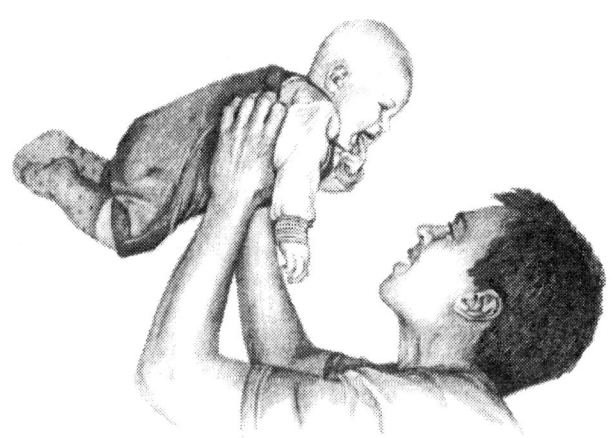

O pai deixa que o seu filho experimente a falta de gravidade.

o antídoto natural contra a dor física e também espiritual. É uma ação instintiva daquele que só deseja o melhor para o ser amado.

Se uma criança grita porque está com dor de estômago — por motivos fisiológicos, portanto —, o choro será entendido como um pedido de ajuda e um médico será chamado. Mas se uma criança grita por necessidade de afeto — por motivos psicológicos —, isso não será entendido como um pedido de ajuda. E, no entanto, a atenção dada a este grito deveria ser tão grande, senão maior, do que a dada àquele, já que a dor psíquica pode ser muito mais dolorosa do que a física.

A maioria de nós, os adultos, não só desaprendeu a chorar, mas, também, as outras possibilidades de pedido de ajuda. Como quando estamos tristes, quando sentimos alguma dor no "coração", porque não recebemos amor suficiente ou não podemos dá-lo.

Suportar uma dor psíquica por muito tempo — mesmo que a causa nos pareça irremediável — é uma violência contra a nossa alma. Quando um sapato nos aperta os pés, nós certamente o tiramos. É muito mais fácil percebermos e tratarmos de nossas dores físicas do que das psíquicas. No caso desta última, facilmente nos prontificamos a suportá-la, a reprimi-la. Hoje, o sofrimento passou a ser algo normal e *temos sofrido, sem chorar*. A dor não é mais percebida por nós mesmos e pelos que estão a nossa volta. Às vezes, a reprimimos tanto que chegamos a um estado de total insensibilidade.

Sabemos que as nossas capacidades diminuem quando estamos tristes! Justamente por causa disso deveríamos considerar a "tristeza" como uma expressão da dor psíquica e tratá-la como tal. Senão, no fim das contas, estaremos quase sempre diante de uma pessoa depressiva, que sofre na escuridão pelas lágrimas que não derramou, pelas dores espirituais que engoliu e que, assim, vegeta mais do que vive.

Massagem
— Afagar e acariciar

Quando os músculos permanecem por um longo período de tempo sob tensão e retesados, ou mesmo bloqueados, isso ocasiona o estreitamento de uma parte dos vasos sangüíneos. O sangue não consegue mais fluir eficientemente e fica limitada, ou, pelo menos, fortemente prejudicada, a distribuição da energia vital, com seqüelas para todo o corpo.

Nestes casos, as *massagens* são de grande ajuda. Zonas musculares contraídas são "soltas" — e ao toque suave de mãos treinadas o corpo inteiro relaxa. O fluxo de sangue recém-liberado dá origem a uma sensação de prazer — que, na maioria das vezes, infelizmente, não dura muito tempo.

Em pouco tempo, a tensão reflete-se de novo no corpo: é a psique somatizando. A massagem só atua sobre o sintoma (a tensão muscular). Ela não influencia a causa mais profunda, a "tensão" condicionada por um determinado estado de espírito.

Se compararmos o efeito de uma massagem clássica com um simples carinho, como um abraço compreensivo dado por um parceiro, um membro da família ou um amigo "íntimo", a diferença se tornará evidente. Os efeitos desses gestos comuns e cheios de sentimento atingem uma profundidade muito maior do que qualquer tratamento técnico feito por um massagista — por melhor que ele seja.

As instruções para massagear o corpo, dadas a seguir, não são, portanto, instruções para algum tipo de massagem em seu sentido tradicional.

Os exercícios se concentram simplesmente em estabelecer uma ligação prazerosa e eficaz entre mão e corpo. Por isso, não falamos de uma "técnica", mas, sim, de um "contato compreensivo". Nós seremos tocados compreensivamente pelas nossas próprias mãos ou pelas, talvez inexperientes, mãos de um companheiro repleto de amor.

Desse modo, por exemplo, quando massageamos a sola dos pés, não o fazemos com o intuito de gerar uma conexão com algum órgão específico e atuar sobre ele, mas, simplesmente, para experimentar uma sensação — algo parecido com um "suave choque de energia" que, saindo dos pés, atinge a região estomacal. Dessa forma, sensibilizamos o nosso corpo suavemente conseguindo atingir uma ligação mais intensa com ele. Essa sensação agradável deflagra uma "hipnose táctil", que não significa outra coisa senão mudar de pensamentos geradores de tensão para um sentir relaxador. Não pensar em nada por meia hora, deixando-se "somente" à mercê dos sentimentos, ocasiona um estado de felicidade, uma sensação pura de bem-estar, que, muitas vezes, julgávamos perdida.

Um simples afago, ou carícia, gera alterações hormonais no corpo. Aliás, gera alterações não só no sistema endócrino, mas, também, no sistema nervoso central. Naturalmente, a duração desse tratamento carinhoso é determinante para o efeito hormonal prolongado e profundo.

Nós gostamos de acariciar. Quando um animal fofo e de pêlos macios vem em nossa direção, automaticamente estendemos a mão para poder aproveitar um pouco do seu calor e maciez. Se este animal for um gato, ele nos responderá de imediato com um ronronar de prazer e nos demonstrará que o afago era exatamente o que estava procurando.

No caso de uma união, simplificadamente, isso significa o seguinte: enquanto um "casal" se acariciar, o amor que os une permanecerá existindo. Se as carícias mútuas terminarem, também chega ao fim o amor. E um casamento ou união transforma-se na simples divisão de um mesmo teto. Acariciar — como toda forma de contato de pele — é uma expressão direta e eficaz do "amor", a base física desse fenômeno que nos parece tão psíquico.

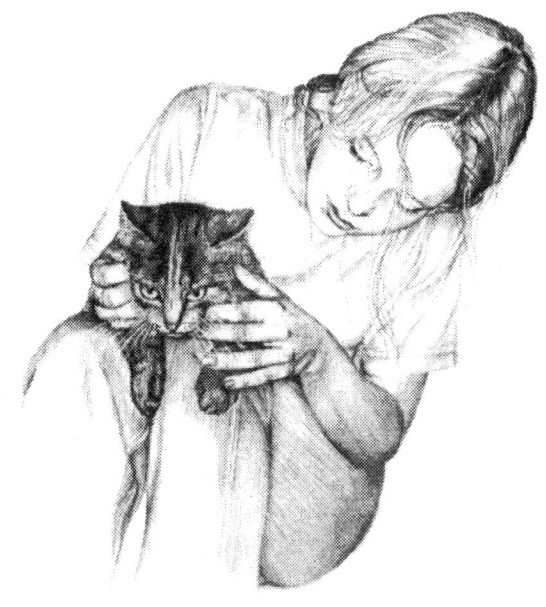

O afago gera prazer: o gato ronrona.

Quando aceitamos a existência de uma relação de causa (amor) e efeito (acariciar), fica claro que podemos influenciar conscientemente o fluxo de energia na medida em que somos carinhosos para com o outro, mesmo quando nos sentimos cansados e tensos. Este disparador intencional libera muita energia positiva. Quando eu acaricio emocionadamente alguém, logo logo os seus olhos estarão brilhando na minha direção — é dar e receber. E isso representa muito mais do que podemos imaginar.

Como vimos na relação mãe/filho, o contato das bochechas libera endorfina. Aquela dor espiritual que permanece sempre à espreita é aliviada e uma sensação agradável espalha-se pelo corpo todo. Esse "tratamento íntimo", tal como devemos ter experimentado na tenra infância, resulta na possibilidade de termos experiências emocionais bastante profundas, mais tarde, quando adultos. Como nas situações em que nos auto-acariciamos ou apenas imaginamos fazê-lo — e esse tipo de tratamento pode ser muito eficaz.

Não existe motivo para que este convívio carinhoso se limite ao parceiro amoroso (marido/esposa, mãe/filho...). Podemos utilizar o toque amoroso de forma consciente, em nós mesmos (como está descrito na primeira parte dos exercícios), ou em parceiros, com os quais mantemos um relacionamento pleno de confiança mútua e íntimo (com *íntimo* queremos dizer *proximidade pessoal*).

Assim, é extremamente importante que estejamos abertos às *experiências reais,* já que aquele que se volta somente para as suas idéias permanecerá espiritualmente sozinho, isolado dentro da redoma de vidro dos seus próprios medos e inibições. Apesar disso, essa redoma é muito mais fácil de ser quebrada e superada do que podemos imaginar.

Já teremos de volta um pouquinho da sensação de que o nosso corpo existe — com todas as conseqüências positivas já descritas, se fizermos apenas isso: de forma consciente, nos levantarmos, deixarmos a cadeira para dar dois passos ou algum outro movimento que faça bem ao corpo (espreguiçar-se, esticar, respirar profundamente).

A situação de pressão psíquica se desfaz e, às vezes, parece até que se evaporou no ar. Através de impulsos mentais também é fácil alterarmos uma atitude inculcada — por exemplo, falando para nós mesmos uma palavra "boa". Assim, conseguimos nos colocar dentro de uma atmosfera propícia a um contato amigável que, rapidamente, modifica a nossa expressão facial — se nos colocarmos em frente a um espelho, poderemos constatar isso. A expressão física do nosso rosto, especialmente a sincronicidade dos olhos e da boca, corresponde sempre a nossa atitude interior. Nós nos sentimos novamente como parte integrante do nosso meio, das pessoas que estão a nossa volta. Sentimos quanta disposição espontânea existe ao nosso redor e quão temporários e facilmente transponíveis são os *apuros* momentâneos que tanto tememos.

A solidão não é causada por nosso caráter e não depende da falta de sorte, senão que é uma conseqüência de nossa atitude interior, de nossa vontade. Mudar a atitude em relação aos outros é uma habilidade que pode ser aprendida.

Nós podemos mudar o estado de nosso bem-estar físico e psíquico usando somente a *força da imaginação*. Essa relação foi comprovada cientificamente pelo doutor Johann Heinrich Schultz a partir de casos concretos com a aplicação terapêutica da hipnose em treinamentos autógenos.

Você mesmo pode experimentar isso: estenda as duas mãos com as palmas voltadas para cima. Concentre-se somente na mão esquerda e imagine que ela está ficando quente. Pois é exatamente isso que você vai sentir, isto é, que a sua mão esquerda está muito mais quente do que a outra.

De fato, depois de imaginar o "aquecimento" da sua própria mão, pode-se medir um aumento da temperatura dérmica de até 4°C e um relaxamento correspondente!

Quase um século já se passou desde a descoberta dessa ação recíproca. Hoje, nós sabemos que basta o ato de visualização de um órgão para que aumente o fluxo sangüíneo em sua direção. Podemos perceber este "fluxo de energia" também como uma sensação de "peso". Esse conhecimento é aplicável na prática nos processos de autocura. Uma mulher que sofre de inflamação nos ovários, paralelamente ao tratamento alopático ou homeopático, poderá, através da visualização, implementar um processo de autocura.

No anexo 2 ao final do livro será apresentada a interpretação científica de como podemos estimular a "farmacologia" de nosso próprio corpo — desde que nos proponhamos a isso — e de como, em muitos casos, ela pode ser tão efetiva, ou até mais, do que produtos industriais feitos para o mesmo fim — em outras palavras: medicamentos.

Acordar o corpo

Para melhorar de imediato nosso bem-estar de uma maneira proveitosa na prática, nossa natureza coloca diferentes possibilidades à nossa disposição. Por isso, não é errado empregar, de vez em quando, um "artifício" psicossomático.

Quando nos vemos prisioneiros de nossos pensamentos do dia-a-dia — que, infelizmente, nem sempre são agradáveis —, podemos sair desse bloqueio e nos sentirmos "inteiros", simplesmente nos beliscando em qualquer parte do corpo, ou seja, provocando uma experiência física que desloca nossa percepção.

Qualquer um já pôde vivenciar isso algumas vezes. Quando uma pessoa medrosa ou que sofre de alguma neurose é martirizada por uma superatividade unilateral de seus pensamentos, ela pode chamar-se de volta à realidade, por exemplo, beliscando o seu braço, ou, simplesmente, bebendo um copo de água. Também poderá ser de grande ajuda, se alguém reconfortá-la colocando o braço sobre os seus ombros, pois, assim, através do corpo, a porta para um "mundo" de sensações agradáveis se abrirá. Meia hora de ginástica intensiva também terá um ótimo efeito. O caminho de volta à percepção corporal libera a cabeça, que não deveria estar funcionando como um computador — hoje, um símbolo de pura atividade mental. Às vezes, quando se está engasgado com algum problema, é de grande ajuda interromper o que se está fazendo para recomeçar depois.

E nos casos em que, durante a noite, somos perseguidos por sonhos agitados e dolorosos, onde passamos intensamente por situações horríveis e desagradáveis, das quais gostaríamos de fugir de qualquer maneira, porque elas ultrapassam sem perdão a barreira do suportável, mais uma vez estará à nossa disposição um antídoto bastante simples: buscar uma percepção relacionada com a realidade. Nós podemos encontrar o caminho de volta à realidade que, no momento, é menos assustadora, na medida em que inspiramos profundamente de modo consciente ou nos espreguiçamos e alongamos até o despertar total. Quando o pesadelo estiver superado, aí, sim, poderemos ir ao encontro da agradável sonolência até que mergulhemos novamente em sono profundo.

Um garoto, cuja irmã menor contrai-se em um choro histérico, pega instintivamente um copo de água e joga-o sobre o rosto dela. Desse modo, sem conhecer a causa, ele acaba com o seu desespero. Apesar de reconhecermos que essa terapia foi relativamente brutal, ela, no entanto, foi efetiva. Mas, também, não trouxe qualquer bem-estar. Em vez disso, obteve um estado leve e suportável de raiva, pois foi produzido um outro nível sensitivo.

Quem de nós não preferiria muito mais ter sido acordado por um copo de água do que ter de enfrentar a situação psiquicamente dolorosa de um pesadelo?

Está totalmente claro: quando os pensamentos martirizam, consola-nos a realidade corporal. Para apaziguarmos o desespero, o corpo será nosso mais próximo e melhor amigo, ao qual sempre poderemos pedir ajuda.

Neste ponto, é muito importante ressaltar que nós não vemos qualquer diferença marcante entre sonho e realidade (Sigmund Freud também considerava os "sonhos" como sendo um agir experimental).

Assim diz Wang, o poeta: *"Wang sonhou ser uma borboleta, voando entre flores e caules, deixando-se balançar pelo vento. Então, ele acordou e não sabia mais se era realmente Wang que sonhava ser uma borboleta, ou uma borboleta que sonhava ser Wang."*

Um sonho como este — expressão da alegria espiritual — não é uma dádiva de Deus. Qualquer um pode atuar positivamente sobre os acontecimentos dos seus sonhos. Apesar disso, a maioria de nós muito raramente vivencia um sonho "agradável". É uma lei dos sonhos, por assim dizer, que o desenrolar do sonho será determinado pelo nosso estado de espírito ou pela nossa atitude, sobre o qual podemos influir apenas por meio de nossa imaginação. Durante os sonhos — isto é, sob efeito dos inúmeros pensamentos que a nossa atividade cerebral noturna trouxe do subconsciente —, quando associamos, por exemplo, a visão de uma "casa" com "jardim" e "colher flores" dentro de um *posicionamento positivo*, do mesmo modo, também outras associações podem ser feitas. Se a *atitude básica for negativa*, surgem imagens repletas de medo: vemos que a "casa pega fogo" ou que o "carro estacionado à sua frente não quer pegar de jeito algum, quando estamos morrendo de pressa". Ninguém aparece, os nossos gritos de ajuda são dados em vão. E "começa a chover, o chão vai amolecendo, nós somos sugados..." O mesmo medo que determina o que acontece nos sonhos faz com que soframos durante o dia.

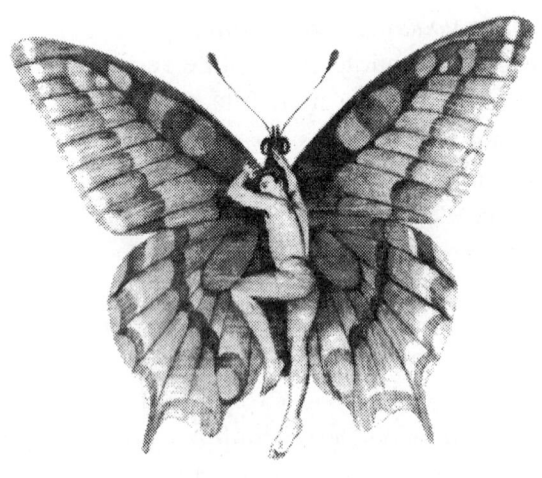

Wang e a Borboleta: o homem entre a imaginação e a realidade.

Além da atitude momentânea, um outro fator terá influência sobre o correr dos sonhos. Nós constatamos que o acontecer do sonho necessita de ter uma certa intensidade para se tornar consciente e poder ser lembrado.

Nas pessoas medrosas, o conteúdo *emocional* possui um valor mais elevado, porque a lógica e o realismo estão "dormindo". E este tipo de conteúdo, sim, é que consegue quebrar a cobertura que se põe sobre o consciente — não os pensamentos "inofensivos" e tranqüilizantes.

Entramos, agora, no campo dos sonhos, porque as visualizações apresentadas a seguir estão intimamente ligadas às idéias sobre o que vemos enquanto dormimos.

Para nós, se por um lado é difícil influenciar os rumos inconscientes dos pensamentos noturnos, por outro, torna-se relativamente fácil controlar a imaginação durante o dia.

Os exercícios da indução endógena partem exatamente daquele ponto, no qual associamos imaginação e percepção, e, com o tratamento apropriado, os ligamos a determinadas partes ou zonas do nosso corpo. Além disso, o efeito da indução endógena é fortalecido porque, através dos exercícios, atuamos de modo especial sobre os hormônios essenciais para o bem-estar.

O INÍCIO DO PROGRAMA DE EXERCÍCIOS

Começaremos os exercícios com um leve programa de relaxamento para o corpo, o espírito e a alma que consiste em correr no lugar, fazer uma ginástica simples e dançar ao som de uma música rítmica da qual gostemos. Com isso, os músculos se soltam, a pulsação se acelera; a respiração fica mais intensa e o corpo mais bem irrigado pelo sangue.

Depois que preparamos a área de exercícios (luz difusa, telefone fora do gancho, familiares/demais moradores devidamente avisados), nos vestimos de forma consciente: tecidos macios de algodão, lã ou seda, justos, mas não apertados. Esse vestir-se, pelo menos no verão ou em temperaturas amenas, é mais um tirar do que colocar roupas. E ao nos livrarmos de peças do vestuário que nos incomodam, devemos fazê-lo imaginando que estamos nos despindo dos problemas, colocando-os de lado.

Uma afirmação feita em voz alta ou baixa introduz os exercícios: "Agora, vou dedicar um pouco de tempo a mim mesmo; depois, me voltarei novamente para os problemas cotidianos com toda a força e carregado de energia."

A partir de então, podemos começar e seguir um rito, ao qual dedicaremos nossa total atenção. Quanto mais intensivamente nos preparamos, maiores serão as possibilidades de sucesso.

Com os "exercícios de relaxamento" descritos a partir da página 62, descontrairemos diversos grupos musculares, de tal modo que já estaremos muito mais bem preparados psicologicamente para ir mais fundo.

O nosso objetivo com tudo isso é alcançar um equilíbrio completo entre tensão e relaxamento no que se refere à musculatura.

Antes de começarmos realmente com a "massagem", vamos nos preparar espiritualmente para ela.

Colocamos nosso corpo na "posição de equilíbrio", tal como está descrita na página 70, e nos abrimos ao fluxo perceptivo entre corpo e alma. Agora, depois dos exercícios de relaxamento, sentimos essa relação entre corpo e alma muito mais intensamente. Com isso, nosso coração bate mais forte, nossa respiração está acelerada, mais intensiva, e estamos mentalmente abertos o suficiente para nos dedicarmos à *nova vivência* de nosso estado físico: o corpo permanece passivo e, assim, a razão observa e percebe ativamente cada mudança.

As mãos

Consideremos, agora, as nossas mãos. Vamos abri-las ao fluxo de energia vital que corre por elas: ficarão macias e compreensivas, como se quiséssemos acariciar uma criança. Claro que, vez por outra, poderemos usar também a força, mas sempre de maneira afetuosa.

Somente agora começaremos *nossa* "massagem". Para tanto, apresentam-se diferentes tipos de técnicas.

○ AMASSAR E ROLAR

Tratamos dos grupos musculares (dos glúteos, do pescoço, das costas e da nuca e, com um pouco mais de atenção, dos músculos do baixo abdômen) que — pelo menos quanto à profundidade — não estão suficientemente soltos e aos quais parece necessária uma maior irrigação sangüínea, exercendo pressão com uma força que pode chegar à fronteira da dor. Mesmo que no início seja um pouco desagradável — um sintoma que nos indica estarmos pressionando no lugar certo —, logo se seguirá uma sensação agradável de bem-estar.

Por motivos fisiológicos, as possibilidades da automassagem são limitadas — nós não conseguimos alcançar sozinhos qualquer ponto do corpo que desejarmos. Daremos uma atenção especial aos músculos glúteos, já que estes podemos massagear realmente com força. Essa atenção especial, assim como aquela dedicada aos músculos do ventre, vale especialmente para as mulheres, cujos corpos — muitas vezes por motivos psicológicos — tendem a formar uma "almofada" protetora de gordura, que tem mais função de defesa do que de proteção.

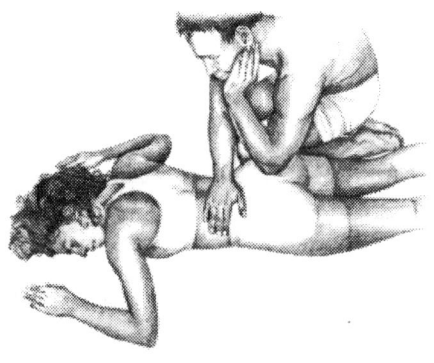

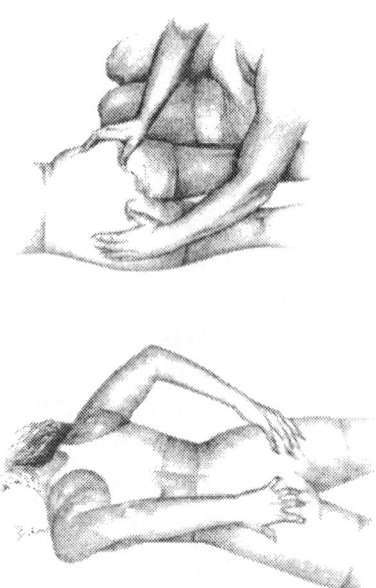

Mãos, as próprias e as do parceiro, que por meio de uma intervenção vigorosa (neste caso, a musculatura da região glútea) soltam os músculos mais profundos.

Podemos comprovar isso se equipararmos os músculos da região glútea a uma sensualidade viva, que abrange os músculos do baixo-ventre na região dos ovários, que parecem perder sentido e função para as mulheres, de um modo errôneo e em certas situações psicológicas (relação perturbada com tudo o que é "sexual"), e, sobretudo, em uma determinada idade (quando, de maneira absurda, o lado "sexual" é desmontado). Quem quer ou precisa abdicar da sensualidade ou da troca sexual não deveria esquecer o valor psíquico e *vital* dos órgãos envolvidos e dos hormônios liberados nesses casos. Está comprovado que o corpo envelhece menos cronologicamente do que a partir de uma situação de carência hormonal provocada de modo consciente ou inconsciente. Uma mulher pode continuar sendo uma mulher, sob qualquer aspecto, mesmo depois da menopausa ou até depois de uma operação de retirada total de órgãos internos, já que, para a manutenção da feminilidade característica, a importante produção de estrogênio pode ser estimulada e trazida ao equilíbrio por exercícios específicos. O corpo pode produzir estrogênio mesmo na ausência dos ovários.

Em um grande número de mulheres, em especial os músculos do baixo-ventre são contraídos. Sentimentos de medo, por exemplo, podem deflagrar dores de barriga. Assim, a irrigação de sangue fica bloqueada e isso pode ter conseqüências desagradáveis, como um enrigecimento crônico do abdômen. Então, substituimos aqui o "amassar" pelo contato mais suave, porém eficaz, da imposição das mãos.

O amassar representa uma massagem vigorosa, semelhante ao misturar de uma massa de pão. O decisivo quanto à força que vamos empregar continua sendo as impressões recebidas na zona que está sendo tratada. Naturalmente, isso poderá causar um pequeno grito de dor. Entretanto, não devemos interpretá-lo como um sinal para interromper a massagem. Precisamos ter em mente que, em parte, tocamos bloqueios de energia e, em parte, o pôr de novo a energia em movimento será sentido no início de maneira desagradável. Todavia, um tratamento correto, cheio de força, é o melhor que podemos fazer para soltar esses bloqueios. Depois da primeira manifestação de dor, podemos parar, esperar e dar espaço para o relaxamento, para, então, tentar uma segunda vez. Na maioria das vezes, imediatamente após a dor inicial segue uma sensação de calor, causada por uma irrigação sangüínea mais forte, e um estado de prazer generalizado.

Trataremos de maneira muito cuidadosa a coluna vertebral e os músculos que a circundam. Neste local, utilizamos apenas o nosso dedo, deslizando-o suavemente sobre a pele ao longo da coluna. A questão decisiva neste caso será não nos prendermos muito à técnica manual, que podemos incrementar com bons livros sobre massagem, mas ter o entendimento correto daquilo que estamos fazendo: as mãos aprendem a entender a "linguagem" dos músculos, recebem suas mensagens e as seguem.

Agindo dessa maneira, estabelecemos um contato corporal simples, mas intenso, que continuaremos a perceber, mesmo quando o tratamento já tiver terminado. Na medida em que sentimos novamente as "zonas esquecidas" do nosso corpo, mudamos o nosso posicionamento em relação a elas.

O ACARICIAR — O CONTATO COMPREENSIVO

Procederemos, agora, de maneira muito mais intuitiva. Acariciamos a pele com um ou dois dedos, modificando a pressão de acordo com as sensações. E aí percebemos, surpresos, que uma carícia, que quase não toca a pele, pode ser muito mais efetiva do que um procedimento mais vigoroso. Em princípio, é positivo alternar entre um e outro.

Para comprovar os efeitos da pressão dos dedos, depois que soltarmos um grupo de músculos amassando-o com força, podemos acariciar com o máximo de delicadeza a zona trabalhada. Normalmente, essa percepção será muito mais intensa e agradável.

Neste caso, devemos dar atenção especial para as zonas erógenas primárias, como os seios e os seus bicos (em mulheres e homens, pois também neles essas regiões são sensíveis) e a parte interna das coxas.

Foi aconselhado a uma mulher com 32 anos de idade e dois filhos que fizesse esse tratamento com seu companheiro, que era um pouco mais imaturo. Ela, todavia, não pôde aplicá-lo porque sabia que ele não seria capaz de suportar o estímulo e que, até mesmo, fugiria da cama. Isso demonstra que ambos, em seu comportamento físico, não possuíam uma relação de confiança suficiente.

Quando parceiros não conhecem ou não entendem o suficiente o corpo do outro, não estão bem preparados para um contato íntimo. Em uma situação como esta, também se tornará difícil o tratamento das zonas íntimas.

Segredos do toque amoroso / 37

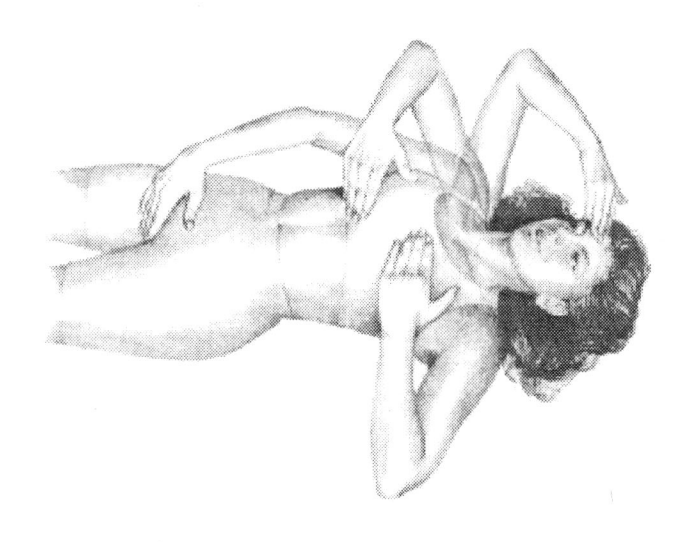

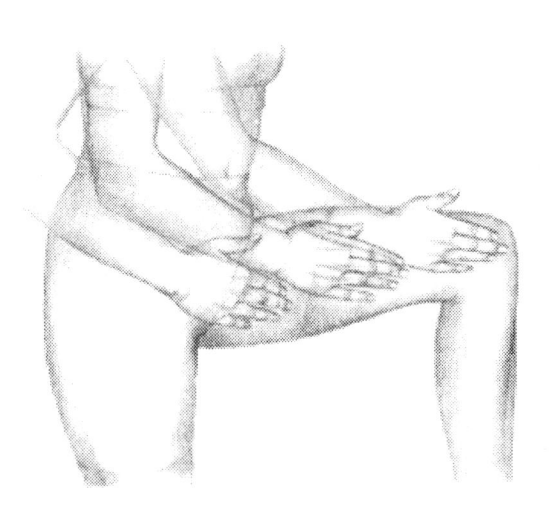

A mão que acaricia.

Em princípio, o tratamento das zonas íntimas é difícil. Existem homens, por exemplo, que fogem, ou até gritam ao receberem um simples afago na face. Isso quando não desdenham achando tudo "bobo" ou "infantil". Nesses casos, então, o contato sexual só poderá ficar restrito mesmo às áreas dos órgãos sexuais, não ocorrendo qualquer troca verdadeira de energia íntima que inclua equilibradamente, tanto corpo e espírito (psique), como impulso sexual *e* sentimento. E fica claro que isso só levará ao orgasmo puramente físico, o qual, com o passar do tempo, satisfaz cada vez menos. Um orgasmo amplo, de corpo e espírito, passa a ser impossível.

É exatamente deste tipo de déficit que sofrem ou acabam muitos casamentos. O sexo praticado de maneira puramente física perde rapidamente seu encanto, e as tentativas de novas técnicas acabam se mostrando inúteis. A prática do sexo é entendida de maneira muito restrita, muito ao pé da letra. Não se transforma em uma troca íntima, um encontro pleno. Em vez disso, permanece um exercício conjunto de movimentos eróticos.

É muito importante, senão imprescindível, que se busquem visualizações criativas durante as carícias, principalmente no autotratamento. Podemos nos lembrar de experiências da infância, das mãos de nossa mãe, do nosso primeiro amor ou podemos sonhar com imagens de relacionamentos que esperamos concretizar no futuro.

O CONTATO DAS MÃOS

Uma outra forma de massagem energética é a simples imposição da mão sobre determinadas zonas do corpo. Neste caso, tomamos meramente consciência do calor que é gerado neste processo. Em primeira instância, ele sai da mão e depois flui por toda aquela parte do corpo que está sendo tratada. Freqüentemente, a mão parece fundir-se com a pele situada abaixo ou que está afundando no corpo. Essa impressão corresponde por completo ao real efeito profundo desse tratamento especial.

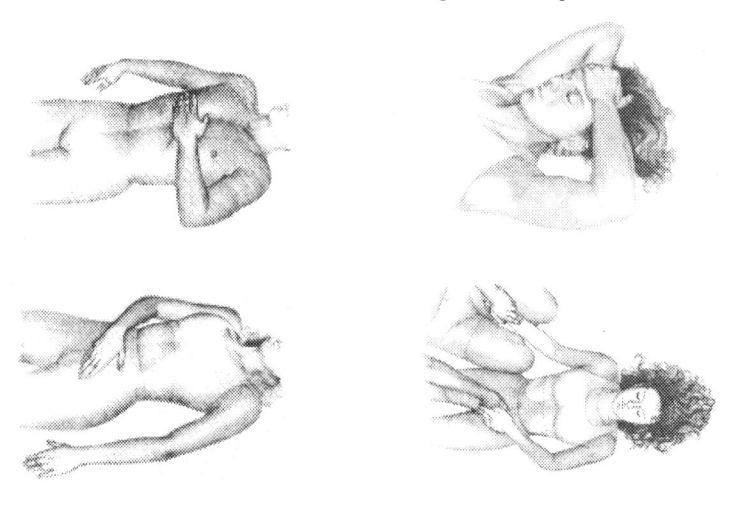

Imposição da mão sobre importantes zonas do corpo.

Também poderá surgir a impressão de que a mão desapareceu. Nós não a sentimos mais e somente conseguimos perceber o calor gerado pela região que está sendo tratada. Neste caso, conseguimos alcançar o tão desejado estado de hipnose táctil (através do toque).

Neste procedimento, também, podemos ter variadas formas de "pressão", optando por diferentes possibilidades, desde a mais agradável até a mais forte efetivamente — sendo que uma forma não elimina a outra. Quando alguém é muito sensível, o melhor resultado poderá ser conseguido se a mão quase não encostar na pele, ou seja, quando praticamente só as vibrações energéticas puderem ser percebidas.

Obviamente, esse efeito não é conseguido de imediato, leva tempo e necessita de concentração adequada. Toda a nossa atenção deve estar concentrada naquele ponto ou área do corpo. Se algum "pensamento" surgir para nos distrair, não devemos nos prender a ele, simplesmente devemos deixar que passe. Pedimos que eles partam, pois, mais tarde, nos ocuparemos deles.

Precisamos nos livrar de qualquer forma de aborrecimento ou controle consciente, uma vez que estes possuem efeitos tensivos.

Como alternativa, podemos manter as mãos em forma de cálice, aplicando-as em especial sobre duas partes: quando as pousamos nos seios e quando tapamos os ouvidos — conseguindo o "efeito concha".

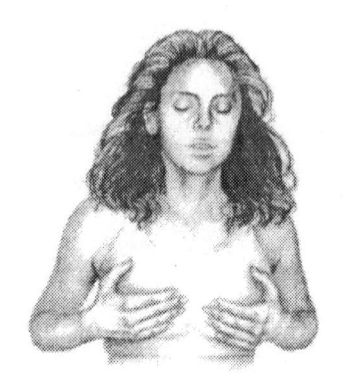

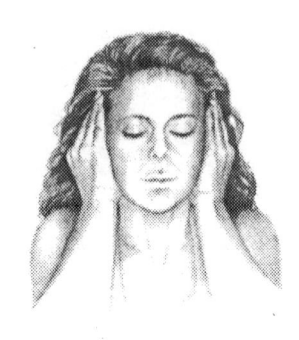

A mão em forma de concha pousada sobre os seios e tapando os ouvidos.

Nenhuma das técnicas apresentadas até agora deve ser considerada como um dogma. Queremos dedicar totalmente a nossa atenção ao contato corpo-mão, sensibilizando o corpo, para, então — e isso é o mais importante —, promover a própria criatividade e encontrar novos e eficazes tratamentos individuais. *Cada* corpo possui necessidades bastante individualizadas — as pessoas, neste aspecto, são muito diferentes umas das outras. Às vezes, é de grande ajuda se escrevermos nossas experiências. Com base neste "diário de bordo", podemos compreender as alterações de nossas percepções sensoriais de modo mais consciente, fazendo modificações no tratamento e aprendendo muitas coisas novas.

Para finalizar, mais algumas palavras sobre o sonho de Wang. No estado da hipnose táctil, o qual, através da concentração, transferimos para todo o corpo, também podemos deixar correr livre o nosso mundo de sonhos e imaginação, tendo muitas experiências agradáveis.

Essas viagens em transe gastam muito menos energia do que os pensamentos direcionados a um único objetivo e são, portanto, relaxantes. Durante o estado de transe temporário, quase não existe diferença entre a realidade e a "realidade dos sonhos".

Quanto tempo devem durar esses exercícios? Às vezes, bastam alguns minutos. Fazemos um exercício, que já tenhamos tentado pelo menos uma vez antes, de maneira rápida, ou, se o tempo permite, nos dedicamos ao nosso bem-estar por até meia hora.

Depois do tratamento, é muito agradável deixar-se cair em um sono leve. Nós não precisamos "sempre" realizar algo de modo ativo. Também é útil que preparemos o corpo para as realizações.

A PRESSÃO DOS DEDOS E DO POLEGAR

Se você tem pouca experiência com atividade física, a descrição feita a seguir será de grande valia e oferece-se como auto-ajuda para reencontrar de novo a consciência do corpo, para vivenciar de novo, mais plenamente, nossa corporalidade.

Surgem percepções muito intensas quando, em vez da mão, utilizamos apenas um ou dois dedos para pressionarmos "aquele" ponto específico. Devemos observar que é um pouco mais difícil encontrar os pontos certos, como o plexo solar ou o ovário, com os dedos do que com a mão.

De início, entretanto, podemos procurar ajuda de uma maneira bastante fácil: colocamos toda a mão sobre a zona em questão até que o ponto do plexo solar se "anuncie" através de emissão de calor. Assim, passamos a conhecer a sua posição e, mais tarde, poderemos nos direcionar diretamente a ele. Normalmente, o efeito da pressão dos dedos é mais forte. Às vezes, surge mesmo a impressão de que o dedo nos "penetra", que vai fundo. Outros pontos são mais facilmente alcançáveis. Os mais importantes estão reproduzidos na próxima página.

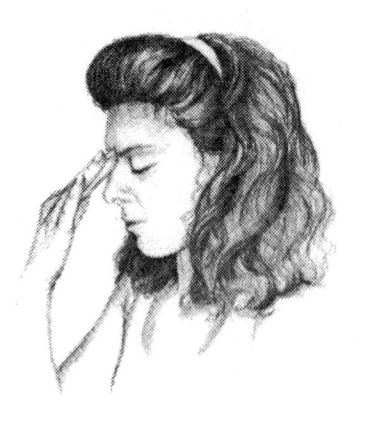

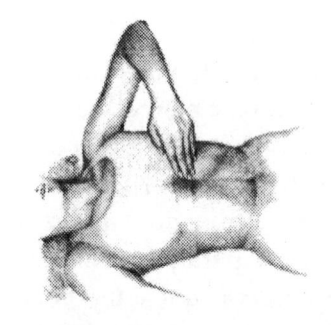

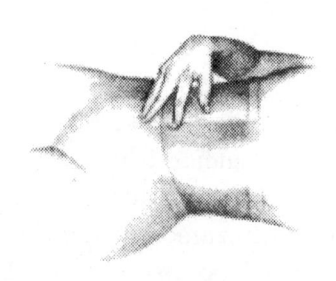

Posições em que podemos pressionar os dedos forte ou suavemente: entre as sobrancelhas, na base do nariz (chacra frontal); no umbigo; e no plexo solar.

Na medida em que pressionamos os dedos na base do nariz, fortalecemos o intercâmbio consciente de percepções físicas com "nosso nível de compreensão". A pressão, de início, deve ser bastante forte para depois ir se desvanecendo lentamente. Pode ser até que a pele venha a ficar vermelha. Normalmente, mesmo alguns minutos mais tarde, a pressão continuará a ser sentida de modo intenso.

A localização dos pontos e das zonas desencadeadoras

Trigger-*Pontos* e Trigger-*Zonas*

Se você já sentiu alguma vez na vida o efeito relaxante e de alívio de um tratamento de acupuntura, sabe do que estou falando. Está comprovado cientificamente que o relaxamento pode ser alcançado quando o corpo libera *endorfina* naqueles pontos específicos onde esse efeito é originado. A endorfina, neste caso, é a adversária da adrenalina, a geradora de tensão.

Através do tratamento, a zona circunvizinha da tensão está livre de bloqueios, e por *todo* o corpo se tornará perceptível uma sensação de bem-estar. J. H. Schultz também descreve em seu livro *Treinamento Autógeno*, que mesmo o relaxamento de uma zona parcial, como o "braço pesado" ou a "mão quente", obtém um efeito propagador, que se espalha por todo o corpo.

Nas ilustrações da próxima página, vemos a distribuição dos pontos e das zonas desencadeadoras dos quais trataremos — eles são acessíveis mesmo para os leigos em anatomia. São posições-chaves do nosso corpo que, através do simples toque, geram relaxamento.

Mas o que são, afinal, um *ponto desencadeador (trigger-ponto)* e uma *zona desencadeadora (trigger-zona)?* Na língua inglesa, a palavra *trigger* refere-se a um "disparador", ou seja, um mecanismo que, uma vez acionado, gera um efeito. Quando eu aperto o botão disparador de um alarme, a sirene começa a tocar. Na medicina, essa expressão indica um ponto (ou uma zona) que desencadeia um processo distante. Quando dou uma injeção de analgésico em um determinado ponto, ela tem como consequência uma diminuição da dor em uma posição distante ou de difícil acesso.

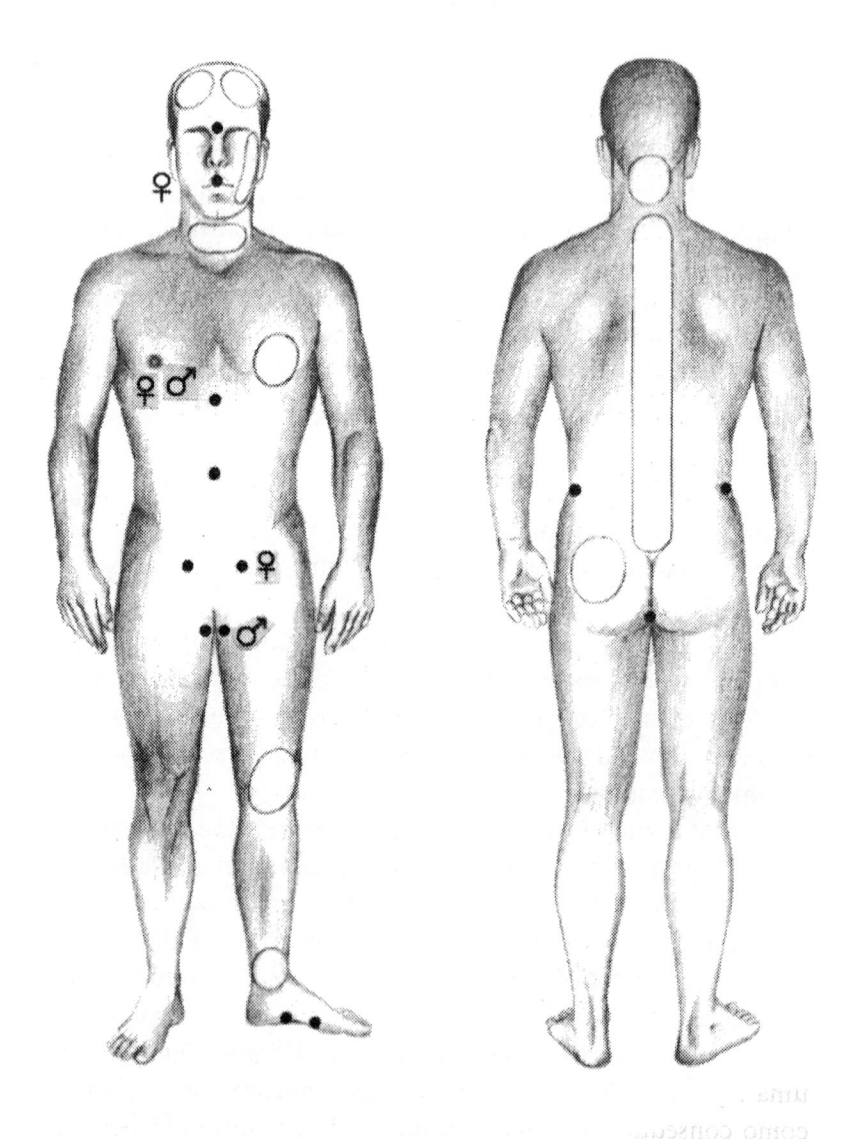

O corpo humano com os pontos e as zonas desencadeadoras mais importantes no que se refere a sua significação para a indução endógena.

Quando tocamos os pontos indicados, é liberado o hormônio com o qual existe uma ligação. Se eu colocar a mão sobre a pele acima dos ovários e a sensibilizar através da concentração, acontecerá um "milagre". Tente você também! Você conseguirá sentir os ovários e perceber como eles vão ficando "mais quentes".

Ao encontro do calor da mão, vem um outro, desenvolvido pelo seu interior, um calor endógeno. A partir desse momento, já está sendo liberado o estrogênio e todos os efeitos relativos a ele se apresentam. Com isso, determinados hormônios transformam-se em *"trigger*-hormônios". E, assim, a vagina fica úmida, os grandes lábios incham e, às vezes, as faces ruborizam — tudo isso acontece sem que se siga por uma via erótica.

Quando coloco minha mão sobre a região do estômago, onde se localiza o plexo solar, atuo sobre ele e posso sentir o "entrelaçamento solar". Ele se apresenta, torna-se um pouco quente e depois mais quente. A pessoa tratada tem a sensação de que colocaram um "ovo quente" naquela área. A propósito, o plexo solar é o ponto desencadeador mais importante que leva à liberação de endorfina. Logo a seguir, na área ao redor, também passamos a sentir uma sensação agradável de calor. Mais ou menos como se tivéssemos tomado uma xícara quente de chá. A partir de então, podemos colocar nosso dedo diretamente sobre o ponto certo e dar livre curso à nossa viagem-transe ao mundo das lembranças ou das visões do futuro. Foi o plexo solar que realmente "doeu" quando vimos, de repente, o nosso grande amor. Idéias correspondentes podem acompanhar o tratamento. O plexo solar dói quando somos tomados por sensações mais intensas, como medo, pânico, bem como o nervosismo do palco ou a excitação da paixão. A pessoa sensível percebe, então, seus sentimentos.

Encontramos, também, alguns trigger-*pontos* ao longo da coluna vertebral. Relaxamento e sensações especialmente agradáveis originam-se pelo tratamento na área do pescoço. Quando nossas faces são acariciadas, acontece algo diferente de quando tentamos, através da sola dos pés, provocar sensações no corpo.

Não são necessárias nem forças extrasensoriais nem conhecimentos e experiências especiais. Simplesmente, precisamos nos tornar sensíveis — mesmo que para isso precisemos de um pouco de treino. O importante será que sempre moldemos a nossa mão como se quiséssemos acariciar uma criança; que sensibilizemos a nossa pele de tal maneira a ponto de ela se transformar puramente em um órgão de contato. De fato, a pele é o nosso maior órgão de contato e, por isso, uma única e grande zona desencadeadora — se a acariciarmos do jeito certo, seja lá onde for, sentiremos e veremos a reação (ver anexo 3, ao final do livro)! Conhecemos as enormes possibilidades dessa sensibilização nos cegos que, com a pele e a ajuda de suas células táteis, podem "ver", por assim dizer.

Introdução à indução endógena

A RESTAURAÇÃO DA HARMONIA HORMONAL

A indução endógena envolve uma série de seqüências de exercícios para: 1) mudar da tensão para o relaxamento; 2) pôr em equilíbrio o contato entre corpo e espírito; e 3) restaurar a harmonia hormonal.

Uma grande parte dos distúrbios de origem psicossomática que limitam nosso bem-estar pode ser atribuída à utilização desmedida e unilateral de nosso intelecto. E na maioria das vezes achamos ser mais fácil resolver problemas lógicos dificílimos do que lidar de modo correto com nossos sentimentos, percebê-los e expressá-los diretamente.

Muitas vezes, os sentimentos estão rodeados por áreas-tabu e permeados por medos. Por isso, a maioria das novas terapias não se volta para o intelecto, mas, sim, procura encontrar a entrada para a compreensão e modificação do Homem através da sua vida sentimental. Hoje, os problemas psíquicos, principalmente os distúrbios neuróticos, têm sua origem muito menos na cabeça e muito mais no "coração" — ao qual se tem dado muito pouco espaço.

Uma tarefa à qual a indução endógena se propõe é a restauração da harmonia hormonal. Há quase 2 000 anos, Claudius Galenos já via na perturbação do equilíbrio hormonal — que hoje espalha-se progressivamente — a origem das doenças. Os princípios desse grande médico ainda são válidos, em parte, até hoje e foram determinantes para a medicina até fins do século XVIII. A maioria das diferentes formas de neuroses tem sua origem na superutilização de nossa "função mais elevada": a do pensamento, do intelecto. É óbvio que o principal trabalho do nosso cérebro é pensar. Para podermos pensar, consumimos quantidades indescritíveis de energia, e tanto faz se se tratam de raciocínios conscientes ou inconscientes.

Existem muitas pessoas que acreditam não pensar em coisa alguma em determinados momentos. Na verdade, seus cérebros trabalham inconscientemente e gastam, portanto, muita energia. E isso acontece sobretudo quando o confronto consciente com as esferas de problema é evitado e tudo o que é sentido de modo negativo é reprimido no subconsciente — até que ele fique cheio até a borda como um barril que, no fim de sua capacidade, ameaça transbordar e acaba transbordando com a menor gota adicional. Cada uma das situações por nós consideradas problemáticas, que procuramos eliminar da face da Terra na medida em que as reprimimos, acabarão nos "dando muito mais trabalho" lá do subconsciente. O cansaço à noite, mesmo quando não fizemos nada de mais, é um exemplo típico desse esforço mental inconsciente que consome muito da energia posta à nossa disposição.

A causa da tensão tem base fisiológica. Para que possamos otimizar o ato de pensar, o cérebro precisa estar muito bem irrigado de sangue para, assim, cobrir a necessária demanda de energia. Conseguimos esse aumento do fluxo sangüíneo em direção à "cabeça" muito facilmente, na medida em que contraímos os músculos. Essa contração dos músculos no corpo diminui o volume dos vasos e aumenta a pressão sangüínea. A adrenalina, vasoconstritora, atua do mesmo modo.

Para efeito de comparação, vejamos o que se passa durante a excitação sexual: o sangue flui fortemente em direção às genitálias e, por causa disso, nem conseguimos mais pensar direito.

Qualquer um de nós tem, por vezes, o desejo de se desligar dos pensamentos, principalmente quando eles são desagradáveis. Se passamos o dia inteiro desempenhando um trabalho exageradamente mental, à noite, seria agradabilíssimo — também saudável — podermos nos livrar dos pensamentos. O sangue poderia, então, fluir livremente para os outros órgãos (coração, fígado, estômago, rins e assim por diante), que têm realmente muito o que fazer para eliminar os venenos e as impurezas absorvidas pelo corpo durante o dia.

É digna de nota a pouca quantidade de pessoas que é realmente capaz de interromper a roda de pensamentos para, por exemplo, saborear uma refeição com toda calma, ter uma troca de sentimentos sem ser incomodado; enfim, ser uma pessoa e não um intelecto. Quem entre nós é capaz de simplesmente se sentar em meio à natureza, deliciando-se com o pôr-do-sol, ouvindo o som da brisa, sem se deixar distrair pelo ruminar perturbador dos seus pensamentos? Quem entre nós, para poder se acalmar, precisa lançar mão de um (prejudicial!) copo de bebida ou de um confortável e supostamente paliativo medicamento psicológico?

A por demais intensa e, com freqüência, por demais inútil atividade mental também nos persegue durante a noite, quando, na realidade, gostaríamos de estar tendo um sono tranqüilo visando à recuperação. Essa tensão também transparece nos sonhos que temos. O sonho saudável tem como tarefa aplainar os campos de tensão do cérebro que foram construídos durante o dia. Só nos lembramos do conteúdo dos sonhos quando a sua força ultrapassa o portal da lembrança. Muitas vezes, simplesmente não nos sentimos descansados e estamos espiritualmente mais abatidos do que antes de adormecer. Neste caso, de fato, o corpo se regenerou organicamente, enquanto o cérebro, não. O "pensador" precisa de mais do que as seis ou sete horas que bastam para o organismo. Para continuar produtivo, o cérebro deve descansar de oito a nove horas!

Alguém que seja "nervoso" não é nada mais do que uma pessoa com superatividade mental. Imaginem o que aconteceria com nossos corações se os puséssemos sob as mesmas condições de esforço que colocamos o cérebro. O tipo nervoso não dedica mais o tempo necessário para destrinchar, um a um, os problemas que vão surgindo. Assim, os pequenos problemas se tornam problemáticas que não podem mais ser digeridas porque os acessos estão bloqueados. Surge um engarrafamento energético.

Existem diversos meios para sairmos novamente de situações como essa. Podemos diminuir nossa sensibilidade em relação à percepção dos problemas, de tal modo até ficarmos duros e insensíveis. Ou, então, simplesmente reprimimos os problemas no depósito de lembranças, ao qual podemos recorrer de modo consciente. Mas isso só poderá ser feito enquanto tivermos "espaço" por lá. Quanto mais jovem se é, mais facilmente se desenrola esse processo. Conforme chega a idade, os bancos de dados começam a transbordar. Com o tempo, a memória pode estar tão cheia que não consegue mais desempenhar sua função satisfatoriamente. Então, emergem pensamentos de nosso depósito de lembranças — muitas vezes contra a nossa vontade —, nossa capacidade de concentração diminui, não conseguimos desfrutar mais nada direito e, no fim, esquecemos até o que é o prazer. A vida torna-se sem sentido. A psique e o corpo não querem participar mais do jogo da vida e ficam "doentes".

Um velho ditado popular diz mais ou menos assim: felizes são os simplórios, que pensam pouco e não são capazes de arrumarem problemas. Estamos sempre encontrando pessoas, as quais invejamos a bênção desse tipo de felicidade. Elas são menos propensas a doenças "nervosas" porque têm poucos problemas e podem direcionar as suas capacidades livres para solucionar, de modo simples e direto, as coisas que vão surgindo concretamente.

Quando o "tipo nervoso" se torna vítima de sua superatividade mental, isso acontece ou de modo consciente, porque faz parte da sua socialização questionar todas as coisas e exercer controle sobre tudo, ou inconscientemente, porque os pensamentos correm em sua direção sem que ele possa impedir.

Ocorre um desequilíbrio entre corpo e espírito. Quanto mais uma pessoa se encontra em equilíbrio entre corpo e espírito, menos neurótica é.

Portanto, a primeira tarefa da indução endógena é a de alcançar um relaxamento agradável. A segunda é restaurar o contato corpo-espírito e, assim, mudar de um estado de pensar para o de sentir. A partir de então, a terceira tarefa da indução endógena, o equilíbrio hormonal, acontece quase por si só.

Sabemos que as atividades puramente corporais, como, por exemplo, o *jogging* — correr até o limite da própria condição física —, restringem a capacidade mental. O sangue é puxado da cabeça para os músculos, acalmando o fluxo de pensamentos. O ritmo da corrida, como todos os movimentos ritmados, libera endorfina. Este é o motivo pelo qual as pessoas também podem ficar "dependentes da corrida". Semelhante à morfina e produzida pelo próprio corpo, a endorfina vem acompanhada de uma sensação de exaltação que pode viciar. Se ela fica impossibilitada de correr por um determinado período de tempo, pode apresentar síndrome de abstinência.

A indução endógena procede de maneira diversa. Ela proporciona uma maior sensibilidade física e uma transferência do pensar para o sentir através da "ativação" de diferentes zonas corporais. Como ela produz percepções corporais mais fortes, os pensamentos indesejáveis são temporariamente interrompidos.

Na indução endógena, acontece algo parecido com a "hipnose táctil": na medida em que nos saciamos com nossas percepções corporais, suspende-se quase toda a nossa atividade mental.

Quando tocamos um determinado ponto do corpo de maneira correta, produzimos uma percepção bastante forte. E quando — este é o próximo passo — atuamos sobre uma glândula através deste ponto ou zona, conseguimos que um ou mais hormônios sejam liberados. Já mencionamos o exemplo do "contato das mãos acima da região do ovário": a temperatura da pele aumenta conforme o crescente afluxo de sangue e "energia" em geral. A percepção concentra-se nisso: o estrogênio é liberado. Eu estou certo de que essas alterações podem ser medidas. Em todo caso, as conseqüências, como bochechas rosadas, necessidade de contato físico e extroversão, se apresentam rapidamente. Por diversas vezes, percebi que a pressão do dedo sobre o plexo solar foi sentida como "a penetração de um objeto quente" que dissolvia as tensões. A pressão sobre o cóccix também tem um efeito semelhante: "É como se um raio quente subisse ao longo da coluna vertebral." As tensões são sempre aliviadas deste modo. E se tudo correr da melhor maneira possível, podemos sentir perfeitamente toda a espinha. Um efeito colateral bastante agradável apresenta-se depois numa postura mais ereta.

AS TRÊS FORMAS DIFERENTES DE TRATAMENTO

A qualidade dos nossos "relacionamentos" é muito importante para o bem-estar pessoal. Diferenciamos, assim, três níveis de relacionamentos:

1. O RELACIONAMENTO PESSOAL

Diferenciamos, aqui, três camadas dentro da nossa própria personalidade: os pensamentos, os sentimentos e os instintos e as suas expressões harmônicas. Cada um desses níveis deve ser vivenciado e esgotado livremente. Enquanto não existir qualquer conflito entre pensar, sentir e agir, as pessoas extravasam tudo o que trazem dentro de si. Dedicamos os exercícios individuais a este aspecto.

2. OS RELACIONAMENTOS INTERPESSOAIS

O desenvolvimento de uma esfera de intimidade, em seu mais amplo sentido, entre nós e uma outra pessoa, que, neste caso, pode se tratar de um amante, da mãe, do pai, ou também de um amigo, com o qual estamos ligados por um relacionamento platônico.

3. OS RELACIONAMENTOS COM O MEIO AMBIENTE SOCIAL

Estes são os relacionamentos que temos com pessoas sem que surja um contato mais íntimo. No campo profissional e social, eles também são ligações que influenciam o nosso bem-estar.

LIBERTAR A PSIQUE DE INIBIÇÕES E BLOQUEIOS

EXERCÍCIOS QUE AS PESSOAS PODEM FAZER SOZINHAS

Quando nos sentimos livres, com uma sensação muito mais de querer do que de ter de fazer alguma coisa, e transformamos isso numa forma de expressão de nossa própria vontade, este é um sinal de que não possuímos qualquer inibição do tipo que possa perturbar. As inibições surgem quando persiste dentro de nós um conflito constante entre uma instância controladora (uma estrutura moral-ética aprendida ou absorvida) e as nossas forças ou instintos naturais. A livre expressão dos nossos sentimentos, isto é, a formação íntima da nossa vida, também é importante para o prazer de viver.

Nossos exercícios têm como finalidade alcançar uma relação livre de preconceitos com nosso corpo. Para tanto, é necessário levar em consideração todas as partes do mesmo. Isso é fácil de dizer, mas existem muito poucas pessoas que possuem de fato um relacionamento igualmente franco com cada parte de seu corpo.

O caminho da aceitação completa do nosso corpo passa pelo coração. Se "dermos ouvidos" a ele, como sendo o lugar simbólico dos sentimentos, perdem-se as inibições na expressão dos sentimentos. Assim, estaremos prontos a aceitar as zonas sexuais como órgãos equivalentes e a permitir a plena percepção de todas as sensações nessa região, liberando nossos impulsos dos tabus ainda existentes. O que queremos dizer com impulso é deixar que as coisas aconteçam normalmente — do mesmo modo como nos permitimos a percepção das sensações que vêm do estômago e que sinalizam a fome —, ou seja, uma necessidade bastante normal que deve ser satisfeita porque é vital. Nem todas as necessidades físicas são vitais, entretanto, elas podem aumentar em muito a qualidade de vida.

Os exercícios individuais que seguem estão coordenados numa seqüência de modo que possamos entender — melhor dizendo, sentir — de novo, em sua totalidade, as zonas corporais que esquecemos com maior freqüência, e aceitar o corpo como um todo. Os exercícios devem ajudar a nos livrar de qualquer tendência extrema de uma ênfase exagerada no intelecto, determinadora dos sentimentos ou dos instintos, de modo unilateral; e, desse modo, proporcionar de novo um equilíbrio completo da combinação harmoniosa dos hormônios.

Aprofundar o contato entre o "eu" e o "você"
Exercícios para companheiros e amigos

A segunda seqüência de exercícios compõe-se de tal modo a permitir sua prática em dupla. Seja com um companheiro, com um amigo ou amiga íntima, ou seja com uma pessoa que nos é bem próxima, podemos "trabalhar duro" nessas séries.

Depois que os primeiros passos em direção a um bom contato corpo-espírito tiverem sido dados, já disporemos de uma harmonia interior muito mais intensa. Muitas vezes, só com isso já se modificam nossos relacionamentos interpessoais. Poderemos modelar nosso casamento com um tal nível de força, que a vida em conjunto será muito mais agradável. Nosso prazer de viver e, com ele, nossa felicidade aumentam na medida em que o pensar, o sentir e o agir estejam em concordância harmoniosa entre si.

As palavras que expressam o amor e a compreensão que sentimos pelo próximo devem nos conduzir a um diálogo mais profundo, a um contato verdadeiro ao nível espiritual. Este contato será a nossa realização maior quando for tão intenso a ponto de realmente nos "tocar".

Existe uma grande diferença entre "diálogo" e "diálogo mais profundo". No primeiro caso, falamos sobre fatos, como o tempo, por exemplo; no segundo, um parceiro pode revelar seus sentimentos junto com dados da realidade. Algo mais ou menos assim: "Há dois anos, quando nos encontramos em Veneza, você estava com um vestido vermelho e eu podia ver as suas formas. Mas, acima de tudo, o seu rosto brilhava, o meu coração batia mais rápido, fiquei emocionado e escondi as flores que trazia para ti atrás das minhas costas como se fosse um adolescente envergonhado... Eu jamais vou esquecer aquele momento."

Só com essa imagem, com o relato sobre esse encontro, já ocorre uma forte secreção de hormônios. Com certeza, mexe-se algo lá na região do coração, talvez até se sinta algo também — de modo ainda não muito apaixonado — nas zonas erógenas.

Agora, já teremos dado o segundo passo e estaremos começando a expressar livremente os sentimentos, na medida em que nos comunicamos em todos os níveis, sobretudo o que se passa em nossos corações.

E isso acontece até mesmo na expressão verbal que, entretanto, pode ser fortalecida por um toque da pele, cheio de carinho e sentimento. Todo o corpo vai participar disso balançando.

Então, depois de alcançarmos a sintonia — um oscilar harmônico — ao nível espiritual, chegaremos à sintonia dos sentimentos e, finalmente, àquela de todo o corpo.

Somente podemos chegar a uma troca plena, e em todos os níveis, na vida sexual, se espírito, alma e corpo se transformarem em um. Quando você está *sozinho*, não está em equilíbrio completo e precisa do outro para se tornar completo, inteiro.

Podemos iniciar os trabalhos fazendo os exercícios individuais em dupla e trocando as experiências.

Depois, então, podemos começar os exercícios com o parceiro, chegando a uma sintonia corporal mais intensa. Essa sintonia é a base para um intercâmbio sexual profundo — o qual, todavia, não será abordado neste livro. Sem essa troca, o sexo fica sendo uma ginástica na qual são decompostos a testosterona e o estrogênio e só é saciado um desejo no nível corporal.

Somente quando se experimenta um relacionamento que engloba os campos espiritual e emocional com o companheiro é que há uma composição de hormônios antes e durante o ato sexual. E apenas enquanto esses hormônios continuarem sendo compostos é que o relacionamento permanece duradouro e resiste ao embotamento causado pelo hábito. Depois de um intercâmbio sexual abrangente como esse, as pessoas sentem-se "satisfeitas" e cheias de amor entre si.

Naturalmente, isso não exclui um ato sexual excitante e cheio de expectativas, que seja, entretanto, puramente físico, sobretudo durante o excesso de hormônios vitais que ocorre durante a juventude. Mas se vira uma regra, logo perderá seu encanto e nenhuma melhora na "técnica" lhe será de ajuda no crescente tédio que há de se instaurar.

SENTIR O CONTATO COM O MEIO AMBIENTE HUMANO

EXERCÍCIOS QUE AS PESSOAS PODEM FAZER EM GRUPO

O que queremos dizer aqui é o que Erich Fromm já descreveu como "... quem ama a uma pessoa ama o mundo inteiro". Sendo um ser social, o homem precisa de contato social; precisa poder perceber como as pessoas de seu meio o tratam.

Os exercícios em grupo transmitem uma sensação de segurança absolutamente incondicional. Com isso, vivemos a experiência puramente física de ser também o centro do mundo, o que, de fato, somos — do ponto de vista filosófico. Através dessa forte experiência, o "eu penso, logo existo" transforma-se em "eu sinto, logo *nós* somos".

O "pegar para si" é um componente importante dos exercícios em grupo apesar de aprendermos também a dar algo para todos os outros.

Hoje em dia, apenas poucas famílias dispõem de um contato mais profundo que permita que o amor, a simpatia e o interesse recíproco sejam trocados intensamente.

É interessante observar que, muitas vezes, estes exercícios em grupo são executados de maneira mais fácil entre desconhecidos — pessoas que você nunca viu antes e que, depois, dificilmente verá de novo.

A sensação de ser o centro total é alcançada pela imposição de diversas mãos. Mãos que sentimos nos mais diversos pontos do nosso corpo, que soltam igualmente o físico e o psíquico, e que nos transmitem a sensação de sermos parte de um mundo cheio de amor. Esta é uma experiência que nos eleva e que se mantém ao longo do tempo.

Na indução endógena acontece muito mais do que apenas o colocar de mãos. Ela é uma percepção e uma troca de energias. Essa forma de tratamento exige uma dedicação repleta de amor e, às vezes, também, um pouco de paciência, quando tratamos de pessoas que se desviaram muito do equilíbrio espírito-corpo e no nosso caso daquelas pessoas nervosas, "encucadas".

Nestes casos, um "treinador" experimentado, logo da primeira vez, já pode fazer o seu "cliente" sentir grandes efeitos aos quais, se estivesse sozinho, só chegaria depois de algum tempo de exercícios.

Começaremos, agora, com os diferentes programas de exercícios. A variedade deles é grande. Ao menos por uma vez, você deve experimentá-los a todos, para poder descobrir, então, quais lhes seriam mais efetivos. Depois disso, você pode utilizar o tempo para as posições de exercício que lhe proporcionam o maior bem-estar.

Nós nos modificaremos com os exercícios, cresceremos em nossa personalidade, atingiremos uma auto-expressão mais harmoniosa e possuiremos mais força de irradiação. Poderemos perceber rapidamente as modificações positivas — mesmo quando o processo que foi deflagrado for muito mais um crescimento lento e ascendente do que uma descoberta surpreendente.

Os exercícios para a indução endógena

Ir da tensão ao relaxamento

Reduzir a adrenalina e aumentar a endorfina

Quando, em algum momento, colocarmos diante dos olhos um rosto tenso e um outro relaxado e aberto, teremos uma idéia aproximada da grande mudança que representa transferir-se de um estado de tensão para um de relaxamento.

Apesar de os exercícios de relaxamento proporcionarem muito alívio, para muitas pessoas não é possível sair de uma situação de tensão com os exercícios de indução endógena propriamente ditos.

Antes da descrição detalhada de cada exercício, apresentaremos a sua seqüência numa visão global. Assim, ficará mais claro o desenrolar dos tratamentos e será mais fácil nos lembrarmos deles, mesmo sem o acompanhamento deste livro.

VISÃO GERAL DO TRATAMENTO

1
Movimentos
de relaxamento:
correr no lugar, dança
movimentos rítmicos.

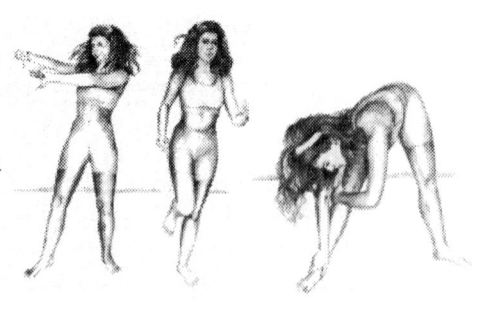

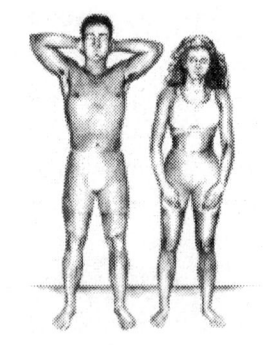

2
Contato com a "terra".

3
Movimentar-se seguindo as necessidades do corpo.

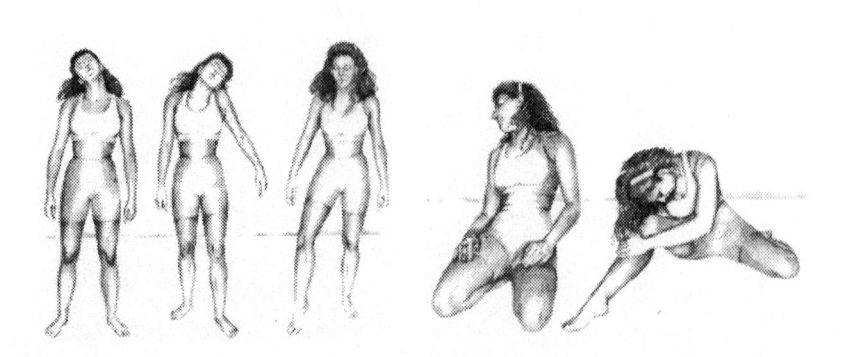

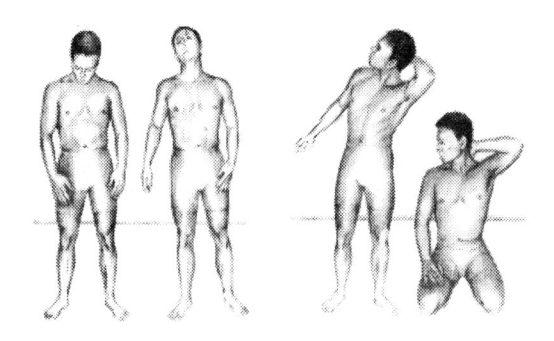

4
Assumir a "posição equilibrada".

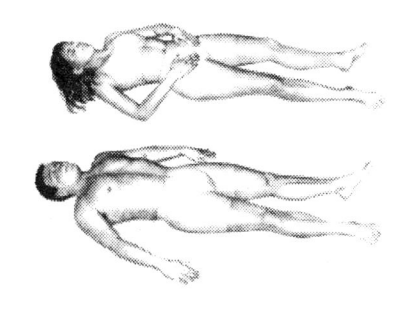

5
Exercícios respiratórios.

6
Direcionar a visão para dentro e treinar a capacidade de imaginação visualizando cada uma das partes do nosso corpo.

7
Ativar a sensibilidade do tato.

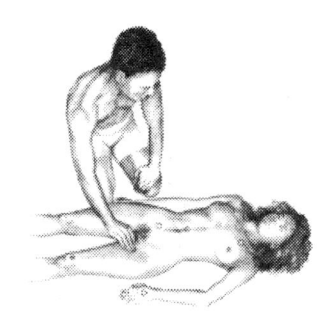

Os exercícios de relaxamento

I
Movimentos de relaxamento:

Movimentos de relaxamento: correr no lugar, dançar, movimentos rítmicos.

Soltar as tensões musculares

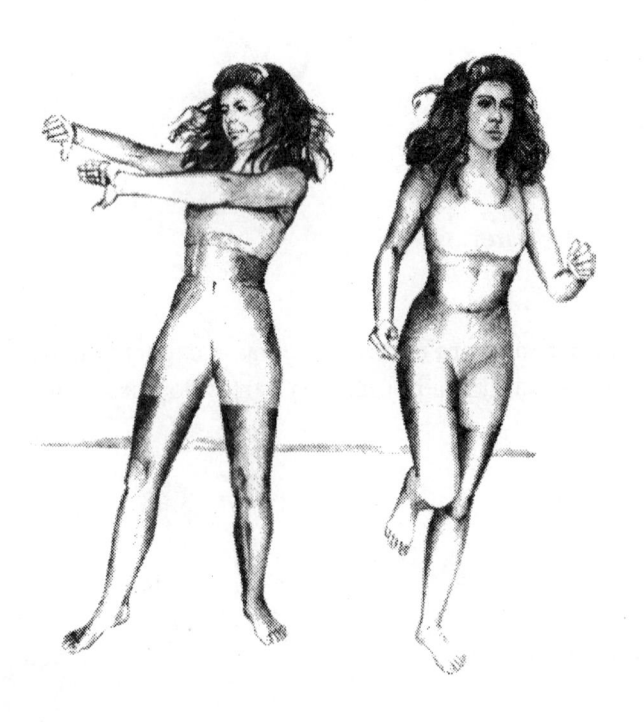

Observações: para que seja alcançado o agradável relaxamento muscular — precondição para a indução endógena — existem à disposição diversos exercícios de movimento que também podem ser feitos em casa.

Em vez de sair para correr na rua, você pode simplesmente correr no lugar ou dançar ao som de uma música rítmica da qual goste.

Exercícios de ginástica leve também são apropriados para relaxar o corpo. Você pode improvisar à vontade ou empregar aparelhos simples de esporte, desses que hoje são ofertados em todas as partes. O importante é que seja divertido.

A única coisa decisiva é a intensidade dos exercícios de movimento: ao executá-los, a sua pulsação deve acelerar-se em aproximadamente 10%. Se estiver se movimentando de modo correto, isso acontecerá, mais ou menos, quando você começar a suar de verdade.

Além disso, com os movimentos rítmicos ainda serão liberadas cargas extras de endorfina. O esforço manifesta-se diretamente com um aumento do bem-estar.

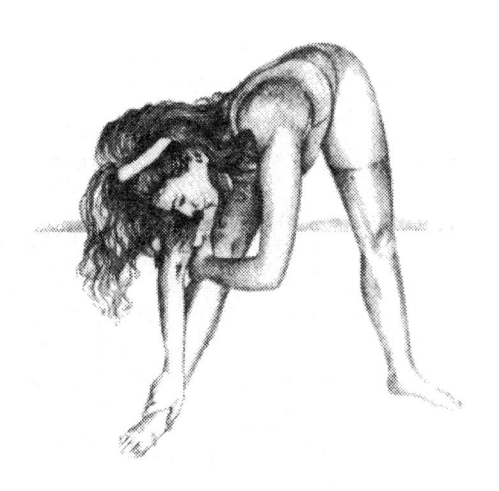

2
Contato com a "terra"

Os pés — se possível descalços — sentem o contato com o chão; podemos ficar em pé, na posição de equilíbrio*; mas, também, podemos esticar as mãos em direção ao céu; ou entrelaçar os dedos atrás da nuca.

Estabelecer o contato com a terra

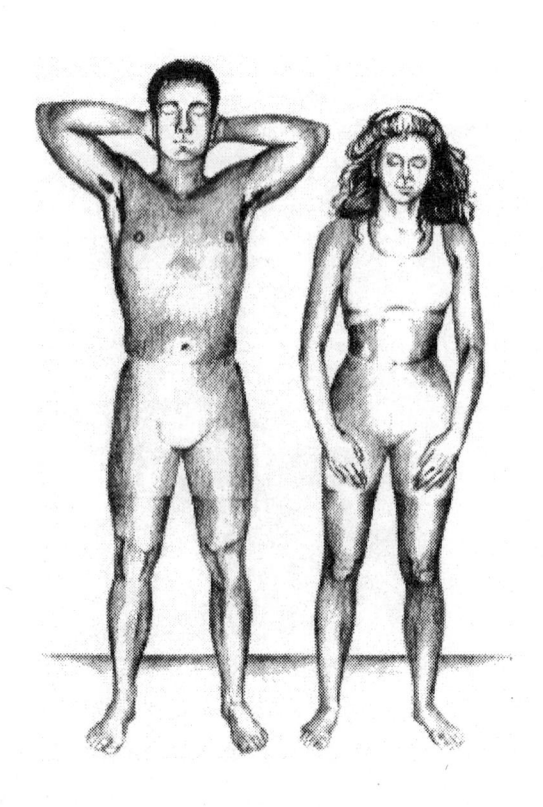

Observações: Hoje em dia, já não é mais tão fácil assim para qualquer pessoa ficar descalço, em pé, sobre a "terra". Por isso, talvez você precise ajudar um pouco com a imaginação — com a visão de uma campina verdejante e fresca, da areia morna da praia ou qualquer outra coisa que lhe agrade.

A imaginação nos ajuda ainda mais: você será um com a "terra", mergulhe nela e deixe que toda a energia negativa escoe de você e entre no chão.

Mas você também sente o apoio debaixo dos pés, sobre o qual nosso Eu interior pode encontrar seu equilíbrio.

Além disso, você pode deixar que seu corpo fique "pesado". Essa percepção aparece quase que sozinha. Se se concentrar nela, sentirá como o sangue flui da cabeça em direção aos pés.

Sempre que tiver a oportunidade e, naturalmente, em especial quando estiver de fato em contato com a natureza e sobre a verdadeira terra, você deve aproveitar a seguinte experiência: simplesmente tire os sapatos e desfrute do "contato com a terra".

Talvez alguns possam lembrar-se de uma infância feliz, dos tempos em que ainda corriam descalços.

(*) A posição de equilíbrio é descrita nas páginas 70-71.

3
MOVIMENTAR-SE SEGUINDO AS NECESSIDADES DO CORPO

Movimentar o corpo seguindo sua própria melodia

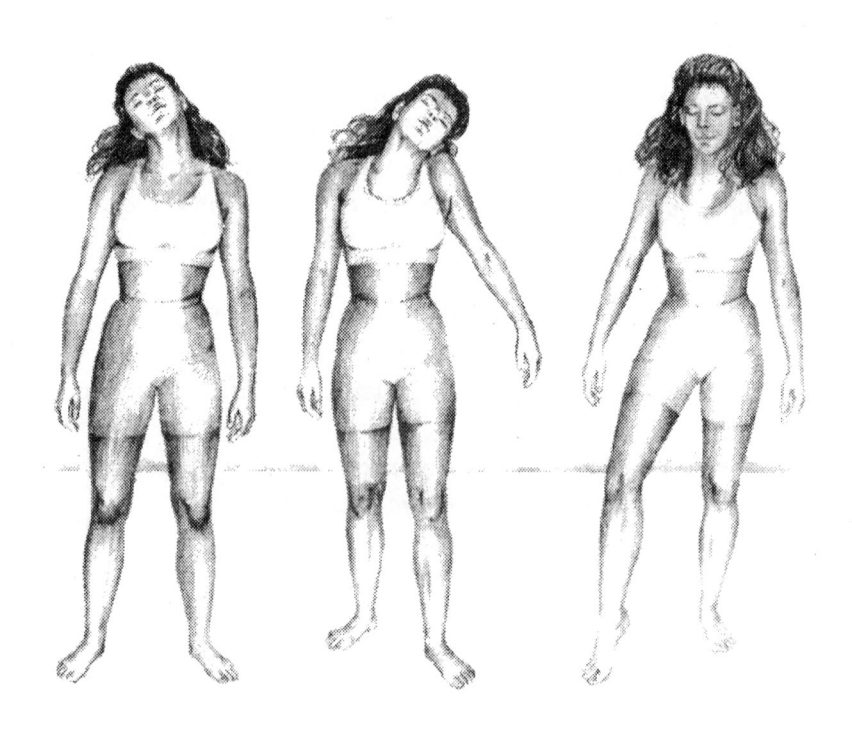

Observações: Este exercício é o mais fácil, mesmo que de início ele pareça mais difícil do que os outros. Isso acontece porque desaprendemos a seguir o nosso corpo. Mas, se pararmos para escutá-lo, poderemos reconhecer o que ele está precisando!

Ficar em uníssono com o seu corpo é mais difícil para aqueles que se encontram em desarmonia física e não conseguem perceber mais nenhuma melodia ou ritmo corporal. Isto ocorre porque suas vidas interiores estão muito caóticas.

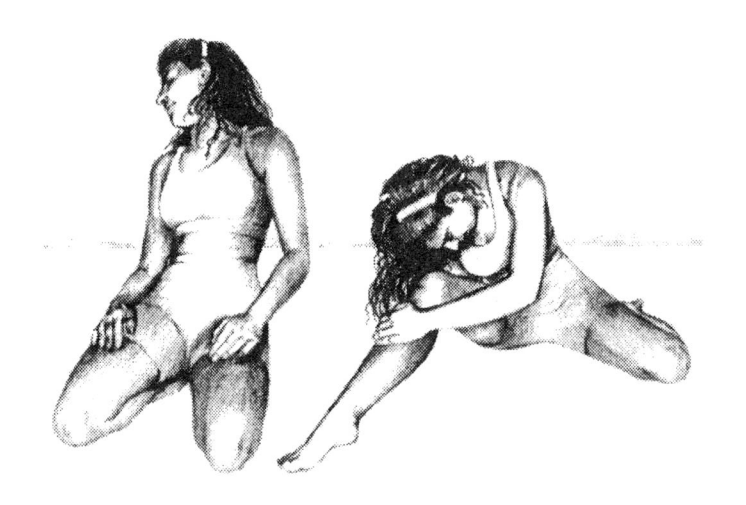

    Mas mesmo isso não será problema, se conseguirmos ficar de pé, completamente imóveis e em silêncio! Neste caso, basta que esperemos um pouco para ouvir claramente o primeiro sinal — sendo que, no começo, talvez, precisemos ajudar um pouco deliberadamente: com um movimento circular da mão ou um leve balanço circular do corpo.

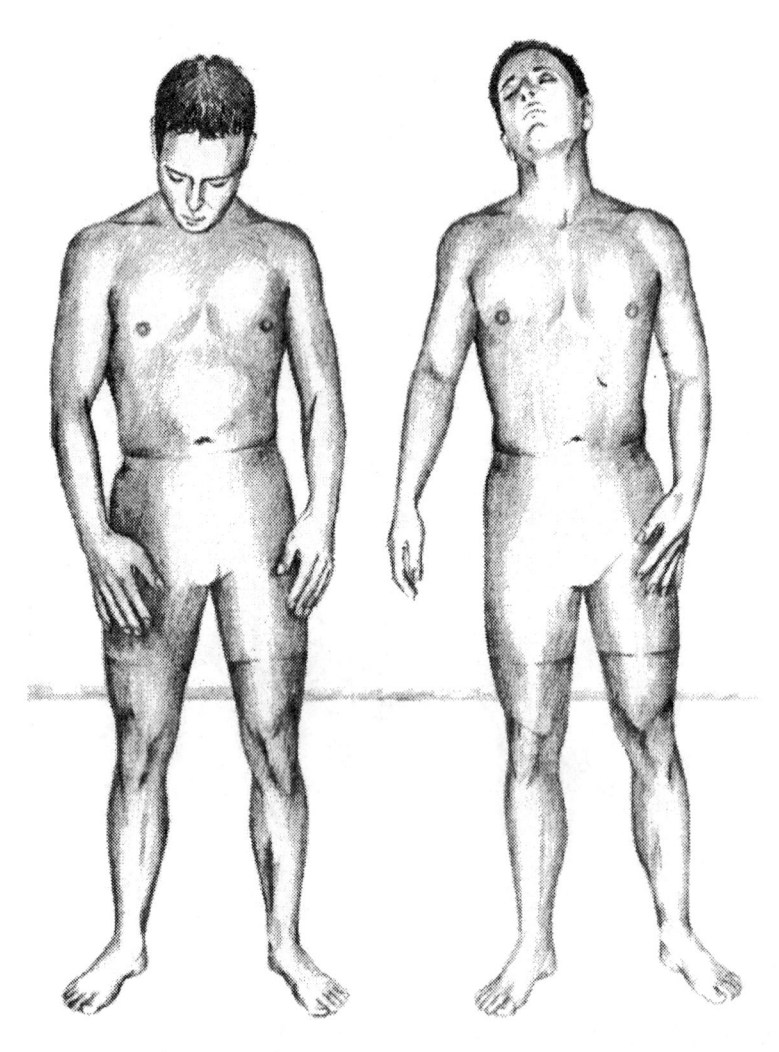

Quando nos colocamos em posição de descanso e pacientemente voltamos nossos ouvidos para dentro de nós, é possível sentir os movimentos exigidos pelo corpo. Primeiramente, pode ser um "repuxar na nuca" e, depois que giramos um pouco com a cabeça, os ombros podem "querer" ser elevados, o joelho para a frente, ou sentimos a necessidade de ajoelhar.

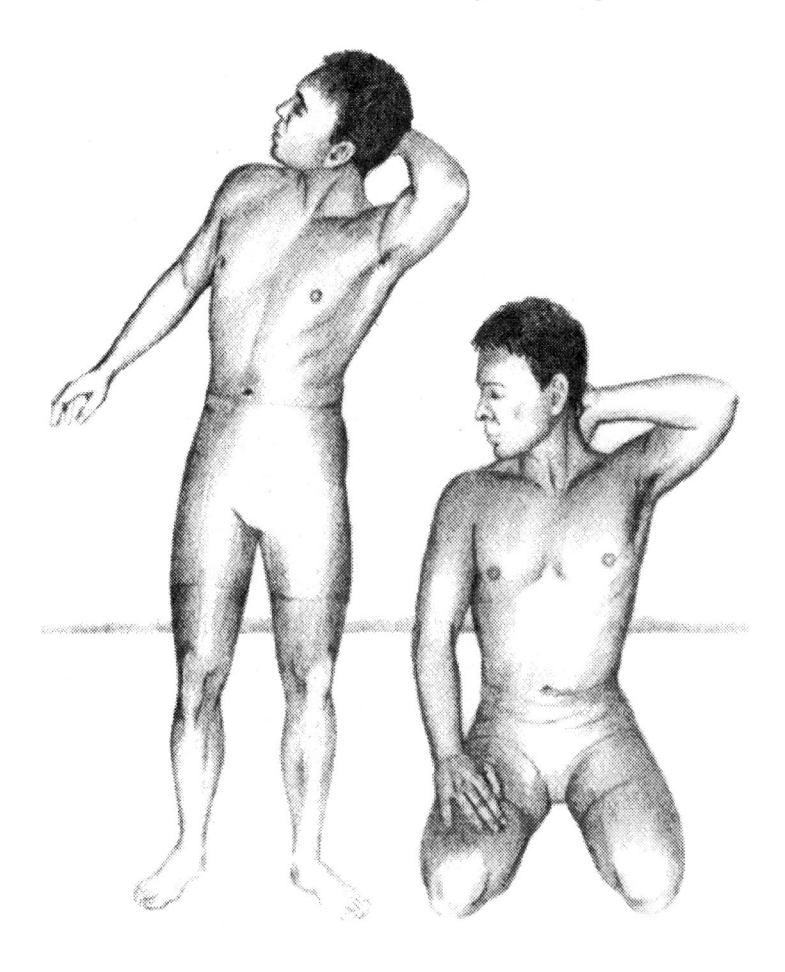

Também pode acontecer de começarmos a ficar irritados. O melhor, então, será batermos numa almofada até aplacarmos a tensão o máximo possível. No final desses exercícios, sempre devemos incluir uma fase de volta à calma, principalmente quando liberamos muitas emoções e desejamos restabelecer o equilíbrio habitual.

4
A "POSIÇÃO DE EQUILÍBRIO"

Deitados, assumir a "posição de equilíbrio", direcionando a visão para dentro e deixando a percepção correr solta, passivamente, colhendo as impressões que brotarem.

Ouvindo os sons de dentro

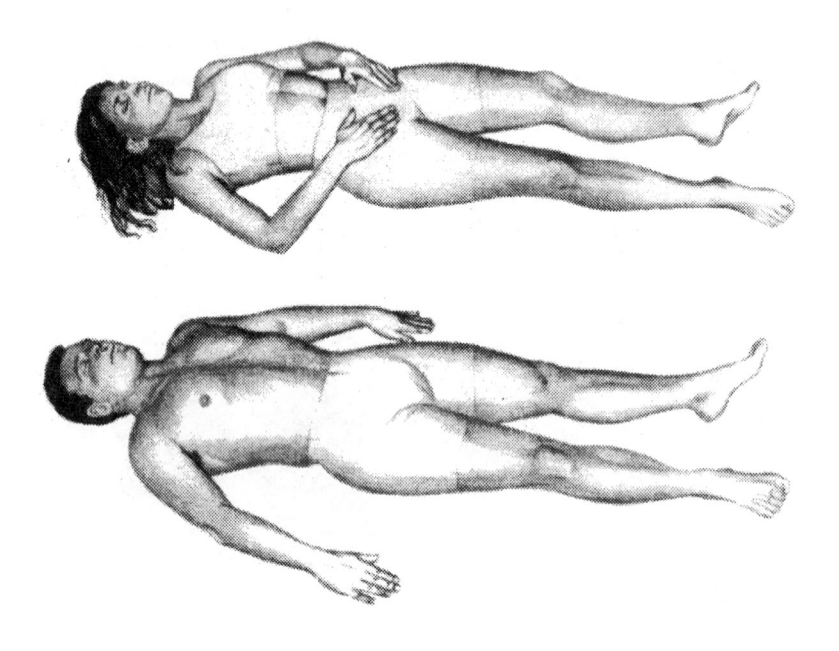

Observações: Vocês podem ver a "posição de equilíbrio" na figura anterior. O corpo está deitado sobre as costas em total simetria. Os músculos flexores e extensores estão em posição de equilíbrio. Quando não houver mais qualquer tipo de tensão no corpo, a mão também deverá estar espalmada e totalmente relaxada. É importante prestar atenção para o fato de as mãos não estarem em uma posição onde seja passada a idéia de estarem puxando ou segurando alguma coisa.

A ponta dos pés deve estar levemente inclinada para fora. Nessa posição, nos esforçamos para atingir a mais perfeita simetria. Observamos nosso corpo como se pudéssemos fazê-lo de um ponto colocado fora e acima de nós.

O ato de nos concentrarmos no nosso corpo traz uma calmaria aos pensamentos. Você deve esquecer-se de pensar, somente ver nuvens passando no alto e sentir um vento suave. Esta é a postura ideal — mesmo que, de início, para aqueles que possuem tensões crônicas que já deformaram levemente o corpo, ela possa trazer um pouco de dores.

Também pode ser que você sinta o impulso de cruzar os pés. Essa sensação só perdura enquanto o relaxamento físico ainda não chegou também ao nível psíquico.

No começo, também, essa posição pode causar um certo incômodo, mas, mais cedo ou mais tarde, você dominará perfeitamente essa posição inicial. Durante essa "meditação" também surgem inibições e tensões momentâneas.

Observação paralela: dormir encolhido provém de uma contração dos músculos da barriga. Se lhe for possível adormecer na posição de equilíbrio, seu sono durante a noite será muito mais profundo e relaxante.

Na posição de equilíbrio, o corpo e o espírito estão frente a frente, surge um encontro de grande intensidade entre o físico e o psíquico — se você se abrir realmente, encontrará sua própria verdade.

5
Exercícios de respiração

Nos exercícios de respiração, devemos observar o ato de inspiração e, então, puxar o ar longa e profundamente, enchendo o corpo de oxigênio até que você sinta uma leve tontura.

Sentir o ritmo básico da vida: inspirar e expirar

Observações: "Na respiração estão dois tipos de graça..." Verdadeiramente, a respiração é a função orgânica mais importante pela qual poderemos alcançar o relaxamento.

Dela depende a provisão vital de oxigênio para todo o corpo, principalmente para o cérebro. Sem ter oxigênio em quantidades suficientes, não podemos pensar. Se interrompermos o ritmo da respiração, logo logo morrem as primeiras células cerebrais e, pouco depois, todo o organismo. Apesar disso, a maioria das pessoas não respira de um modo que pudesse ser considerado ideal para o fornecimento de oxigênio para o corpo. Até mesmo a diferença entre respiração pela barriga e pelo peito não é do conhecimento de muitos.

Influência sobre o corpo: do ponto de vista fisiológico, o ideal seria que utilizássemos o potencial máximo do nosso volume respiratório. Quando observamos a nossa respiração, percebemos como o peito e a barriga se enchem de ar. Geralmente, a respiração pelo peito costuma ser negligenciada. A respiração se regula sozinha. Quando o corpo precisa de oxigênio, automaticamente respiramos mais forte, mais intensamente.

Se observarmos a respiração, sentiremos que o ar entra mais frio e sai mais quente de nós. Ao mesmo tempo, notamos um alívio físico que pode ser nitidamente sentido.

Influência sobre a psique: entre tensão e relaxamento e entre inspirar e expirar existe uma relação profunda. Se estamos psicologicamente tensos, respiramos mal. O medo pode fazer com que prendamos a respiração. Se estamos num ambiente que nos seja extremamente desagradável, podemos chegar a "asfixiar".

Ao respirar, podemos imaginar como o meio ambiente próximo e o distante flui para dentro de nós. De fato, em cada respiração, modificamos todo o mundo. Ela é a ponte entre o nosso Eu e o meio ambiente, não conseguimos nos "isolar". Agora, podemos perceber claramente a necessidade do contato, mas, também, a nossa dependência dele. A expiração e a inspiração compõem o ritmo básico da vida. Inspirar traz a tensão; expirar, nitidamente, o relaxamento; inspirar é pegar; expirar é dar; inspirar significa entrar em contato; expirar significa soltar. Inspirar é limitação; expirar é liberação. Depois da realização de cada trabalho, respiramos aliviados e, assim, relaxamos.

Cada ser humano começa a sua vida com o primeiro fôlego, tornando-se, com ele, independente, livre — e termina sua vida com o último sopro, libertando-se das fronteiras desta vida.

Todo quarto possui uma janela. Podemos abri-la e elevar de um modo geral toda a nossa atividade psicoespiritual com o ar fresco. A fome pelo ar é ao mesmo tempo fome de liberdade, pelo espaço aberto. Podemos, até mesmo, dizer que a respiração não está dentro de nós, mas, sim, que nós estamos dentro da respiração como se fosse um enorme e infinito útero.

Entregar-se a esse tipo de pensamentos significa trazer o nosso Eu novamente para sua real dimensão. Nos tornamos, mais uma vez, pessoas normais, totalmente relaxadas e talvez até felizes.

6
DIRECIONAR A VISÃO PARA DENTRO E TREINAR A CAPACIDADE DE IMAGINAÇÃO VISUALIZANDO CADA UMA DAS PARTES DO NOSSO CORPO

Colocamo-nos, outra vez, na "posição de equilíbrio", tomando cuidado para que o corpo escorregue para um equilíbrio harmônico e que nenhuma percepção indesejável nos perturbe.

Então, começamos a visualizar em detalhe, uma a uma, cada parte do nosso corpo: joelho, nuca, barriga, mão, testa, mas, também, coração, pulmões, ventre e órgãos sexuais.

Estaremos treinando uma anatomia sensibilizante, aprendendo mais sobre o nosso corpo e conseguindo chegar através desse contato intenso ao desejado estado de semi-hipnose. Concentramo-nos na visualização do corpo em detalhe. Deixamos que nossa atenção demore nos pontos onde se formarem percepções mais fortes. Em conseqüência disso, o órgão em questão experimentará um afluxo maior de sangue.

CADA UMA DAS PARTES DO CORPO SENTE E VÊ

Observações: com os exercícios anteriores, alcançamos um relaxamento parcial, e também um contato mais apurado com o nosso corpo. As percepções endógenas — vindas de dentro — que chegam de nosso corpo, sobrepõem-se às exógenas — que vêm de fora —, como, por exemplo, sons e todas as impressões que nos chegam pelos sentidos.

O objetivo do exercício é que nos sintamos como uma unidade, que consigamos nos concentrar totalmente nas percepções vindas de dentro. Quando, então, nos "voltamos" para o joelho, podemos ver as suas formas diante de nós, sentimos seus ossos e ligamentos. (Se não estamos muito familiarizados com o corpo, podemos lançar mão de um atlas anatômico para ajudar.)

Ao fazermos isso, devemos deixar de lado quaisquer preconceitos que tenhamos contra certas partes "recônditas" do corpo — as chamadas zonas-tabu. A relação com o pênis e a vagina deve ser igual e tão natural como a que temos com o nariz e a boca; eles devem ser equiparados.

Justamente as zonas secretas são de extrema importância do ponto de vista psicossomático. É nelas onde muito potencial de engrandecimento pode estar bloqueado. Talvez, desenvolvendo esse potencial, cheguemos a um estado de contemplação — e, certamente, existem muitas coisas dignas de serem contempladas.

7
INTENSIFICAR O TATO DA PELE

Neste exercício, talvez seja necessária a ajuda de uma outra pessoa — além disso, a dois, ele fica muito mais divertido. Assumimos a "posição de equilíbrio" e o parceiro ou parceira senta-se ao nosso lado, pousando delicadamente sobre a pele, em diversos pontos, moedas de diferentes pesos. Depois, mantendo os olhos fechados, será nossa tarefa indicar a posição e o peso (por exemplo: 1 real, 50, 25, 10, 5 ou 1 centavo) exatos de cada moeda, o calor por ela gerado e assim por diante. Neste caso, existe uma infinidade de brincadeiras e possibilidades para aumentar a percepção sensorial. Basta que pensemos nos cegos que são capazes de "ver" não apenas com as mãos, mas com toda a pele.

Aumentar a sensibilidade da pele

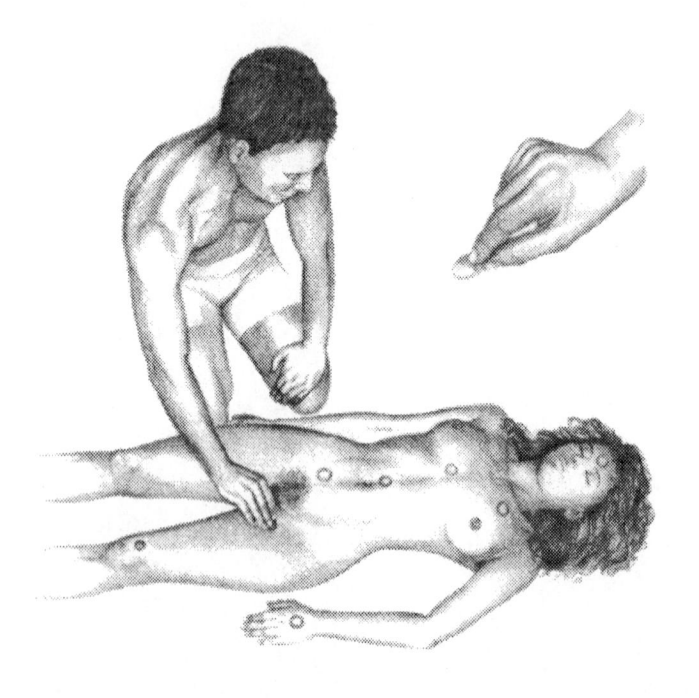

Observações: esse exercício, por um lado, aumenta a sensibilidade da pele e, por outro, possibilita que encontremos áreas bloqueadas do corpo.

Em algumas posições do corpo — na maioria das vezes são as zonas erógenas —, podem chegar a existir verdadeiras trancas psicossomáticas. Uma vez, uma jovem, cujo seio fora tocado, disse: "Foi como se o seio de uma pessoa ao meu lado tivesse sido tocado. Naquela área do corpo, eu me senti como um pedaço de madeira."

Em princípio, qualquer parte do corpo pode estar energeticamente "desligada". Lembranças desagradáveis, medos de doenças e muitas outras coisas mais podem estar guardadas nelas. Do ponto de vista energético, o nosso corpo é um espelho das emoções, um depósito das lembranças. Podemos pôr a descoberto aqui as causas das inibições psíquicas, a fim de que se tornem de novo acessíveis ao trabalho consciente.

Dissolver as inibições e os bloqueios

Exercícios que as pessoas podem fazer sozinhas

Aqui, liberaremos a psique de inibições e bloqueios, tornaremos mais intenso o contato entre o corpo e o espírito e reencontraremos o equilíbrio hormonal.

Visão geral do tratamento individual
A) Na posição deitada sobre as costas

A1
Mão esquerda no
pé direito (e ao contrário),
massagem na sola do pé.

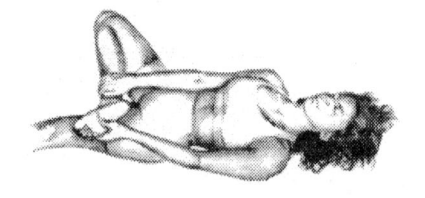

A2
Pé esquerdo no
joelho direito (e ao contrário),
cruzar mãos na nuca.

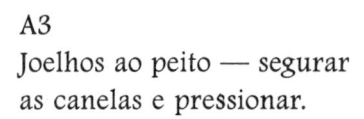

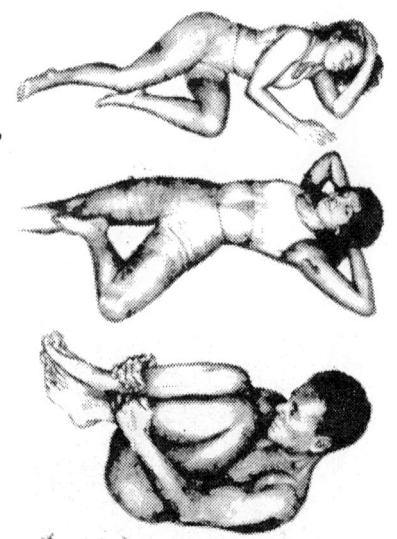

A3
Joelhos ao peito — segurar
as canelas e pressionar.

A4
Com a extremidade dos dedos, acariciar a parte interna da coxa, do joelho até o púbis.

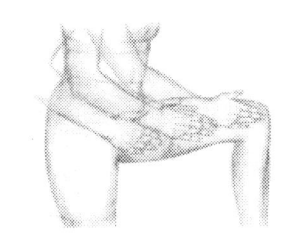

A5
Apoiar as mãos com uma leve pressão sobre a região inguinal; o homem toca os testículos, a mulher, a vagina.

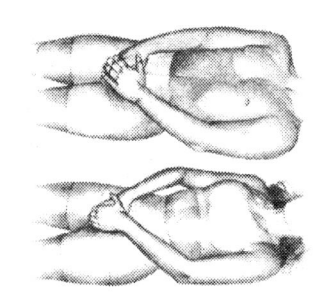

A6
Para os homens: com os dedos, pressionar os dois lados da virilha.

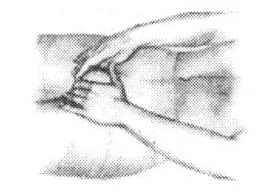

A7
Para as mulheres: com as mãos uma sobre a outra, pressionar acima do púbis. Depois, deixar as mãos deslizarem para cima com a pressão reduzida.

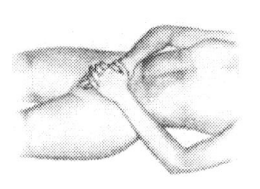

A8
Com a ponta dos dedos, pressionar de leve o umbigo.

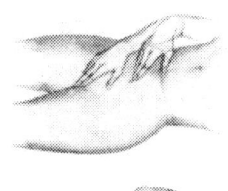

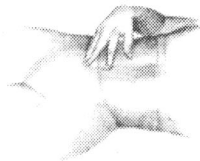

A9
Apoiar as mãos sobre
o plexo solar.

A10
Massagem do tórax, dos
seios e do bico do peito
(para homens e mulheres).

A11
Passar os dedos do chacra
pubiano ao chacra frontal.

A12
Acariciar os músculos da face.

A13
Pressionar fortemente com
os dedos indicador e médio o
ponto entre as sobrancelhas.

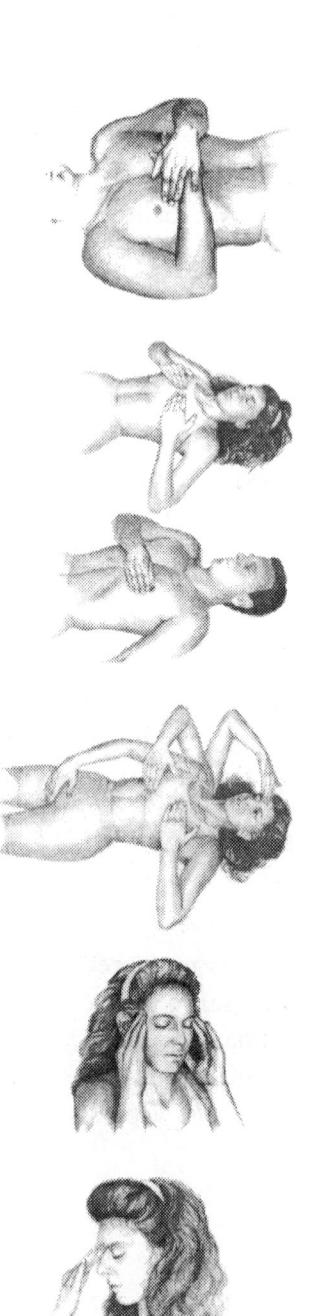

A14
Colocar uma das mãos sob a cabeça; a outra, na testa.

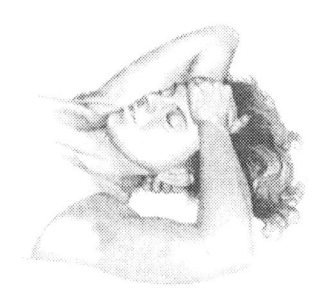

A15
Tocar as têmporas com os dedos e, ao mesmo tempo, com o dedão, fechar os ouvidos.

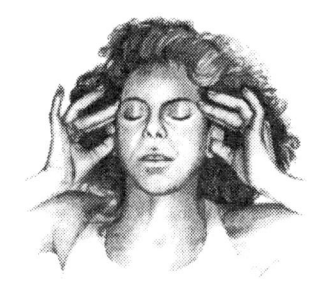

A16
Massagem do couro cabeludo.

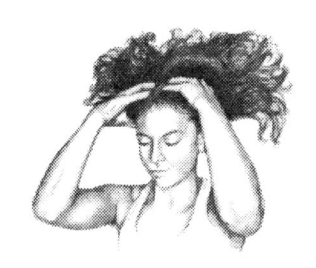

A17
Apoiar a mão primeiramente sobre o hemisfério (lado) esquerdo da cabeça e depois sobre o direito.

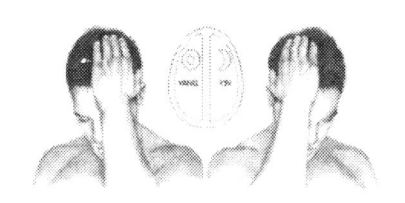

B) NA POSIÇÃO DEITADA DE LADO

B1
Segurando sobre o cóccix e na primeira vértebra cervical, comprimir a coluna vertebral.

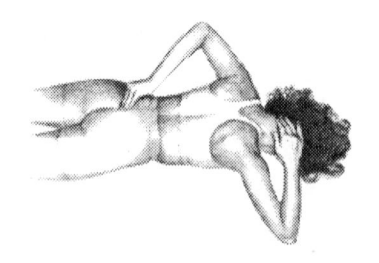

B2
Com uma mão na nuca e outra segurando os joelhos, pressionar a testa contra os mesmos.

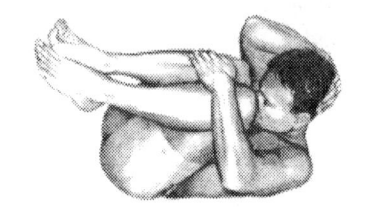

C) NA POSIÇÃO DEITADA SOBRE A BARRIGA

C1
Segurar as canelas e pressionar os calcanhares contra as nádegas.

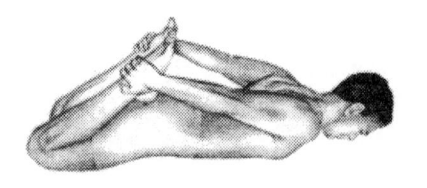

C2
Massagear as nádegas.

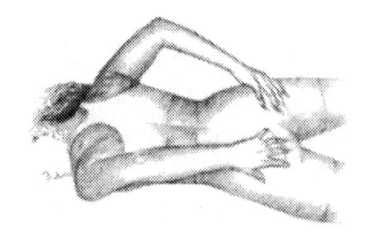

C3
Apoiar as mãos sobre a cintura e acariciar os rins.

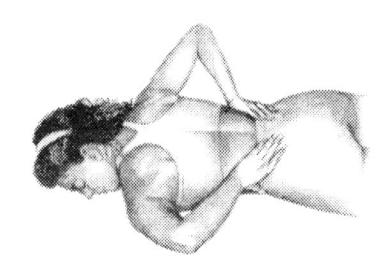

C4
Apoiar a cabeça no cotovelo e pressionar contra uma almofada.

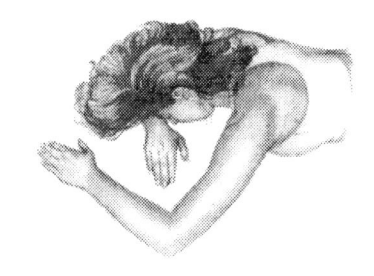

D) MOVIMENTOS EROTIZANTES

D1
Imitar conscientemente os movimentos de um ato sexual.

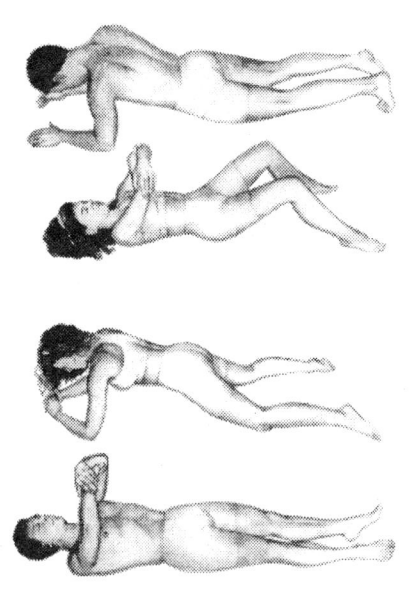

Exercícios individuais

A) Na posição deitada de costas

A1
MÃO ESQUERDA NO PÉ DIREITO, MASSAGEM NA SOLA DO PÉ.

Pé: atuar sobre os órgãos através da sola do pé
Calcanhar: sentir segurança

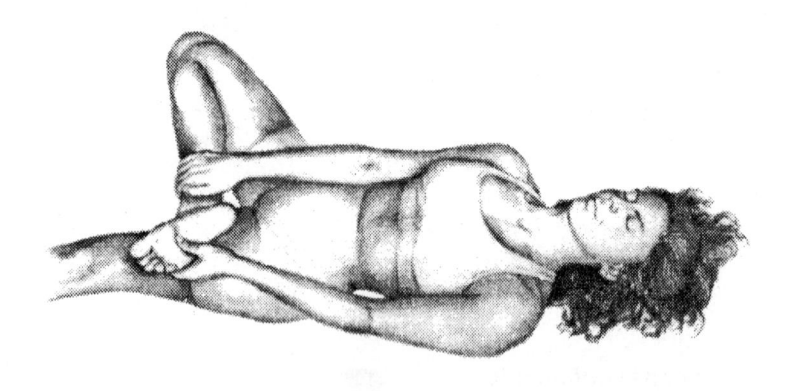

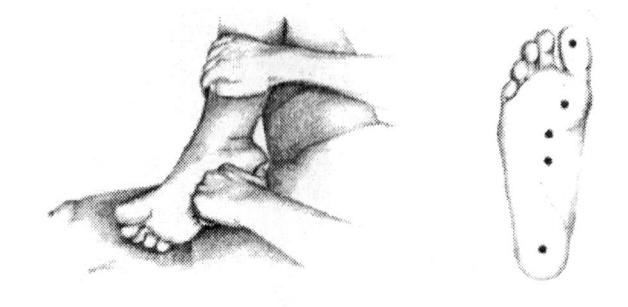

Observações: quem, por alguma vez, já se deixou massagear nas solas dos pés, conhece as sensações que surgem em partes completamente diferentes do corpo. A massagem torna-se especialmente agradável quando a pessoa conhece cada um dos pontos reflexos.

Relaxamos com a massagem e observamos como um leve fluxo de energia, que sai dos pés em direção aos órgãos, passa a ser sentido.

Na ilustração, são indicados os pontos sobre os quais devemos aplicar uma pressão mais forte.

A2
PÉ ESQUERDO NO JOELHO DIREITO E AO CONTRÁRIO — MÃOS CRUZADAS NA NUCA.

Joelho: marchar à frente com liberdade
Nuca: criar conexões de pensamentos

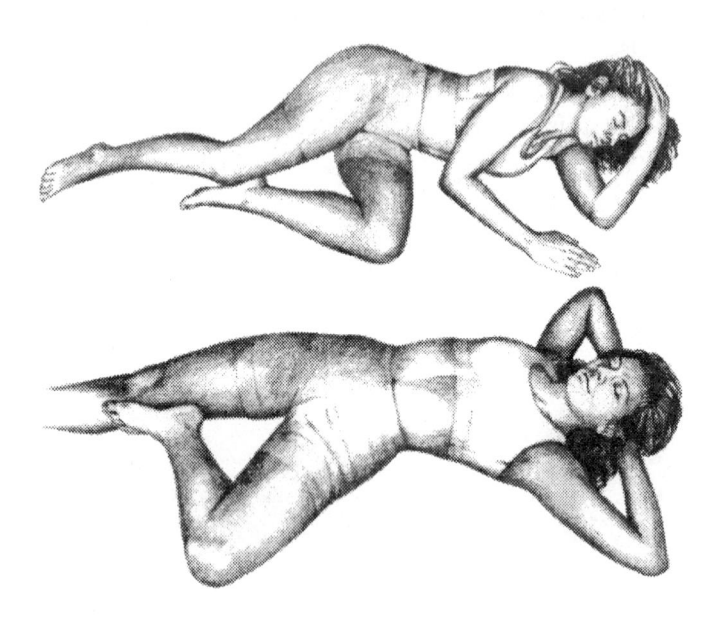

Observações: Neste exercício, ligamos duas zonas corporais de grande importância, joelho e cabeça. O joelho, cujo sentido figurado psicossomático é o próprio caminhar; passos que damos no futuro com a cabeça, que domina nossa liberdade de movimentos.

Dobramos uma perna e colocamos a sola do pé encostada no joelho da outra. Colocamos as mãos na nuca e, em sentido literal, encerramos nossa cabeça.

As dores nos joelhos são, freqüentemente, uma conseqüência da incapacidade de nos desenvolvermos, um não-querer ou não-poder. Na maioria das vezes, essas dores são de origem psíquica.

A3

Joelhos ao peito, segurar canelas, e pressionar

Desfrutar de todo o corpo e de si mesmo

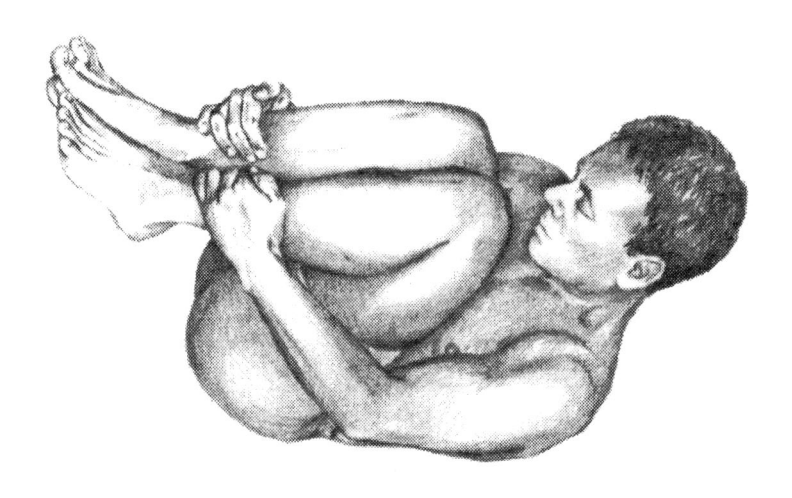

Observações: Vemos e sentimos nosso corpo de fora — de uma distância agradável. Nós o abraçamos, o acariciamos, nos enrolamos. E, dessa maneira, enrolados como estamos, podemos sentir como grandes áreas do corpo entram em contato de pele umas com as outras. Nessa posição, a testa encosta nos joelhos, nos sentimos um com nós mesmos, como raramente, em geral. Esse exercício diferencia-se dos anteriores porque provocamos uma tensão natural.

Nele, a nossa própria força muscular torna-se perceptível.

A4
COM A EXTREMIDADE DOS DEDOS, ACARICIAR A PARTE INTERNA DA COXA, DO JOELHO ATÉ A VIRILHA

A percepção intensa

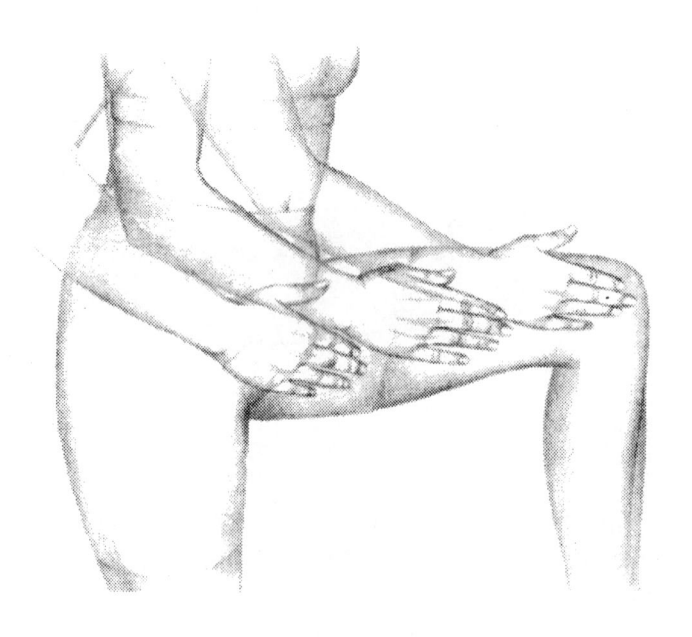

Observações: Tocamos a face interna da coxa muito raramente.

Durante o exercício, o corpo deve permanecer imóvel (como na "posição de equilíbrio") e apenas as mãos se movem. Neste caso, talvez cheguemos a ter sensações realmente novas. De início, pode ser uma espécie de cócegas — a tradução de uma percepção muito forte pelas células do tato que raras vezes são tocadas —, que, depois, se torna uma suave excitação. A parte interna da coxa fica quente. Essa zona é muito sensível porque é o caminho excitante da área genital.

Ela também é uma área-tabu, especialmente entre mulheres jovens. Mesmo a mão de uma pessoa muito próxima produz, de início, na maioria das vezes, uma excitação desagradável, sentida como muito perigosa. Quando corremos as pontas dos dedos ao longo da parte interna da coxa, facilmente percebemos o caminho certo e a linha de pontos que podem ser fortemente sensibilizados. Devemos parar por alguns momentos sobre eles.

Para os homens, este exercício pode levar a uma descarga nervosa da bolsa escrotal. Já para as mulheres, seus efeitos serão sentidos mais no âmbito psicológico.

A5
Apoiar as mãos com uma leve pressão sobre a região Pubiana
(O homem toca os testículos; a mulher, a vagina.)

Eliminar preconceitos e construir um contato livre com as partes "obscuras" do corpo.

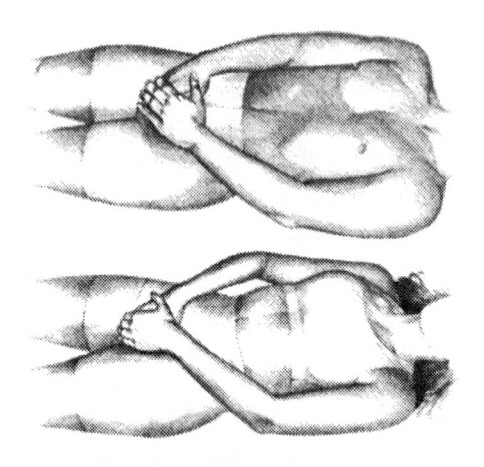

Observações: Antes de mais nada, não pode haver nenhum falso medo ou vergonha de executar este exercício. Nós encararemos os órgãos sexuais como encaramos qualquer outro. Para muitos, isto se transforma em um desafio, cuja aceitação é realmente importante. Superar um tabu também significa vencer um medo que trazíamos dentro de nós.

As sensações podem ser muito fortes. Quase sempre, as pessoas sentem um pulsar bastante forte e uma concentração de calor. Entretanto, não devem surgir sensações eróticas. Com este exercício, tentamos nos abrir para perceber mais fortemente, e dando o verdadeiro valor, as sensações advindas dessa região, de modo que aceitemos este órgão como parte viva do nosso corpo e desenvolvamos um relacionamento natural para com ele. Levaremos em consideração todas as impressões captadas. Visualizaremos a vitalidade, a segurança e o bem-estar causado pelo contato físico.

A6
PARA OS HOMENS: COM OS DEDOS, PRESSIONAR OS DOIS LADOS DA VIRILHA

A estimulação da força vital

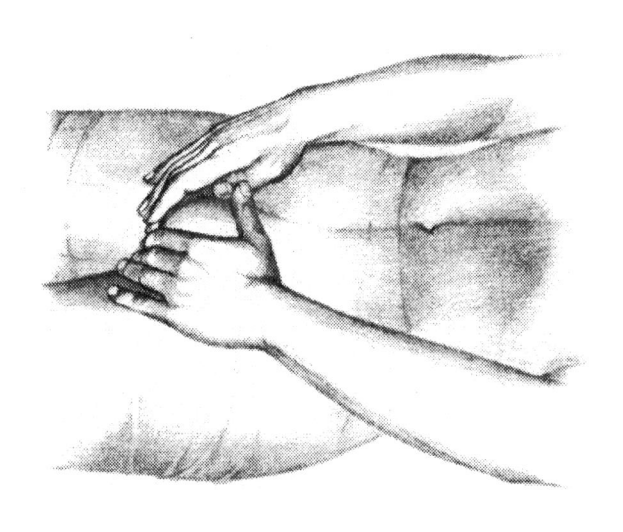

Observações: As mãos serão colocadas na zona indicada pela figura. Fazemos uma pressão maior ou menor, de acordo com a nossa própria sensibilidade, sobre a parte interna da virilha. Rapidamente surge a sensação de calor. Se isso acontecer, teremos tocado em um ponto sobre o feixe de nervos que segue em direção à bolsa escrotal.

Esse exercício aumenta a atividade das glândulas que liberam testosterona. E assim, vemos aumentada a nossa capacidade de estimulação, não apenas no sentido erótico, mas também em geral.

A7
PARA AS MULHERES: COM AS MÃOS UMA SOBRE A OUTRA, PRESSIONAR ACIMA DO PÚBIS. DEPOIS, DEIXAR A MÃO DESLIZAR PARA CIMA COM PRESSÃO REDUZIDA

Sensibilizar, por meio do calor, todo o baixo-ventre e os ovários

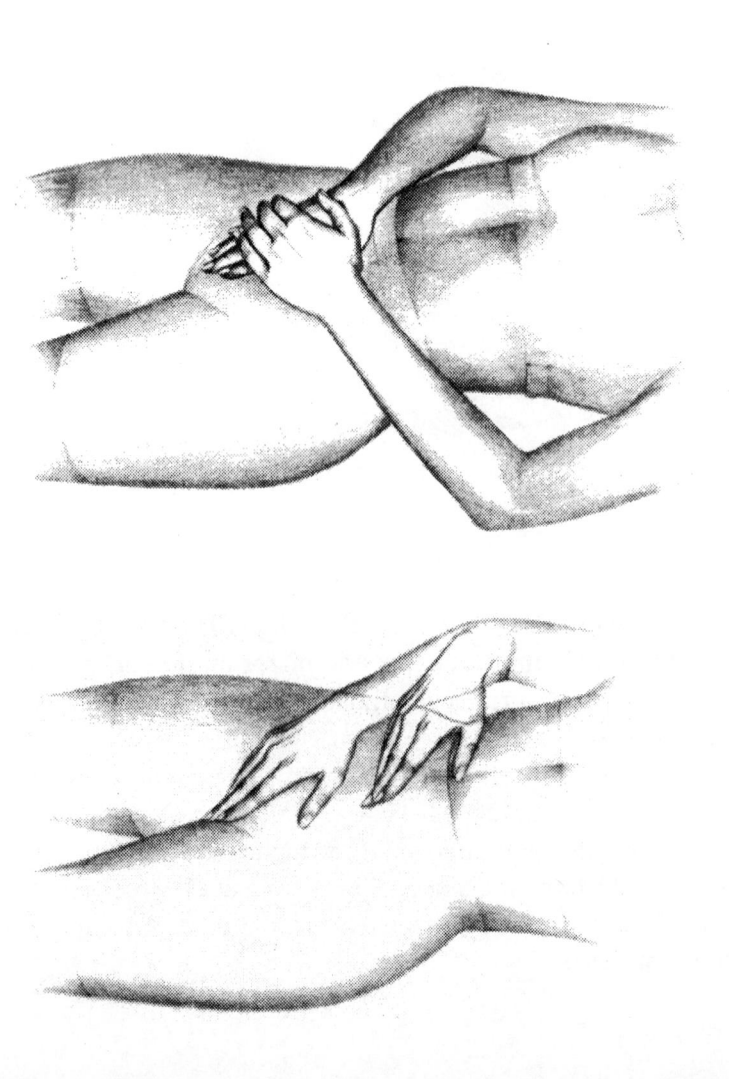

Observações: Estabeleceremos, agora, contato com os ovários, os quais, a não ser por ocasião da menstruação, talvez nunca tenham sido percebidos por nós com essa clareza. Eles se tornam quentes com a imposição das mãos e, por isso, são facilmente notados.

Agora, começa um interessante processo. Surgem efeitos secundários, tais como o rubor das faces e a umidade na vagina. As modificações físicas virão psiquicamente acompanhadas de uma necessidade de aproximação: nos tornamos pessoas mais extrovertidas e abertas.

Movimentaremos a nossa mão para cima alisando o baixo-ventre, ao qual nunca pudemos dedicar atenção com o devido cuidado, para que ele continue macio, flexível e sensível.

Salta aos olhos o fato de muitas mulheres, que se retiraram da vida sexual, logo "adquirirem" almofadas de gordura em torno do baixo-ventre, que equivalem a um escudo protetor.

Com este exercício, mantemos a nossa vivacidade e vitalidade juvenil. Mas ele é de grande ajuda também para aquelas mulheres que não têm (mais) nenhuma relação sexual. Através dele, sentem-se fortemente os efeitos positivos da liberação do estrogênio.

A8
COM A PONTA DOS DEDOS, PRESSIONAR O UMBIGO

Retornar à fonte

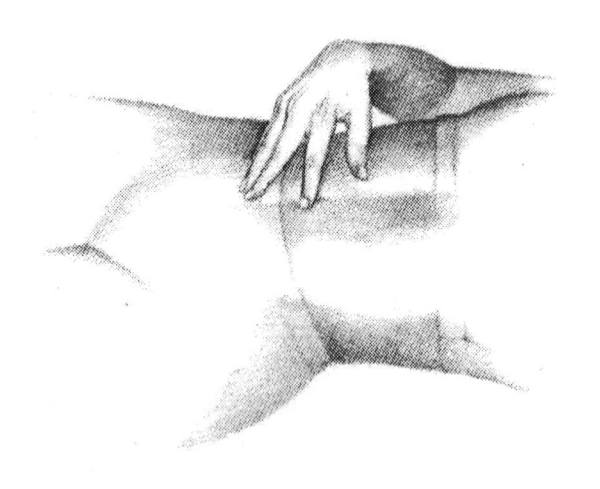

Observações: Freqüentemente nos esquecemos de que temos um umbigo e que através dele já estivemos ligados à nossa fonte de vida. Vivíamos em simbiose com a mãe, nosso paraíso, do qual fomos expulsos com o nascimento. E logo depois, tivemos o cordão umbilical cortado. Pode ser que surjam momentos em que simplesmente seria bom voltarmos em pensamento àquele paraíso...

Esse exercício nos leva, sem dúvida, a uma relação mais íntima com a nossa mãe e com a *Grande Mãe*, nosso Planeta Terra.

A9
COLOCAR AS MÃOS SOBRE O PLEXO SOLAR

Sentir o sol dentro de nós e deixar renascer os sentimentos de nosso primeiro amor

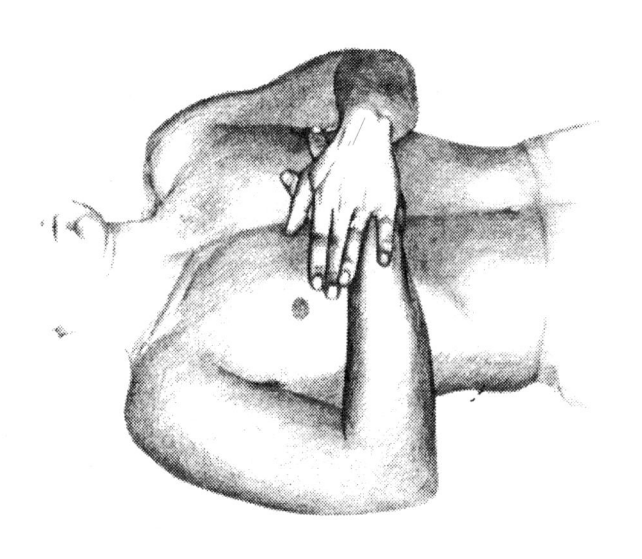

Observações: O plexo solar, a espiral solar, é um entrelaçamento de nervos que fica mais ou menos um palmo acima do umbigo. A principal tarefa do plexo solar é a de regular a digestão (estômago, intestino grosso e delgado, fígado, ...).

Nós sabemos como estes órgãos reagem fortemente à nossa psique. Aqui, interessa-nos, sobretudo, a relação entre o plexo solar e as emoções. O nome plexo solar não é casual; situa-se ali, de fato, o lugar do sol de nosso corpo. O plexo solar irradia calor, liberando indiretamente a endorfina, porque assim que colocamos a mão aberta sobre essa zona, ele proporciona o relaxamento. Certamente, lembramo-nos de como tínhamos dores de "barriga" na época do nosso primeiro amor. Todos os nossos sentimentos mais fortes, seja a alegria, o medo, o pânico ou o amor, atuam neste ponto.

Não é o coração a sede dos sentimentos, mas, sim, o nosso *sol* (plexo solar). Quando o aquecemos através da imposição das mãos, o efeito resultante é o de uma sensação de bem-estar generalizada pelo corpo. E quando conseguimos sentir o ponto exato de tratamento com a palma da mão, se pressionarmos com os dedos, podemos chegar a percepções bastante intensas.

A10
MASSAGEM DO TÓRAX, DOS SEIOS E DO BICO DO PEITO
(Para homens e mulheres)

A partir do tórax flui o sentimento de bem-estar

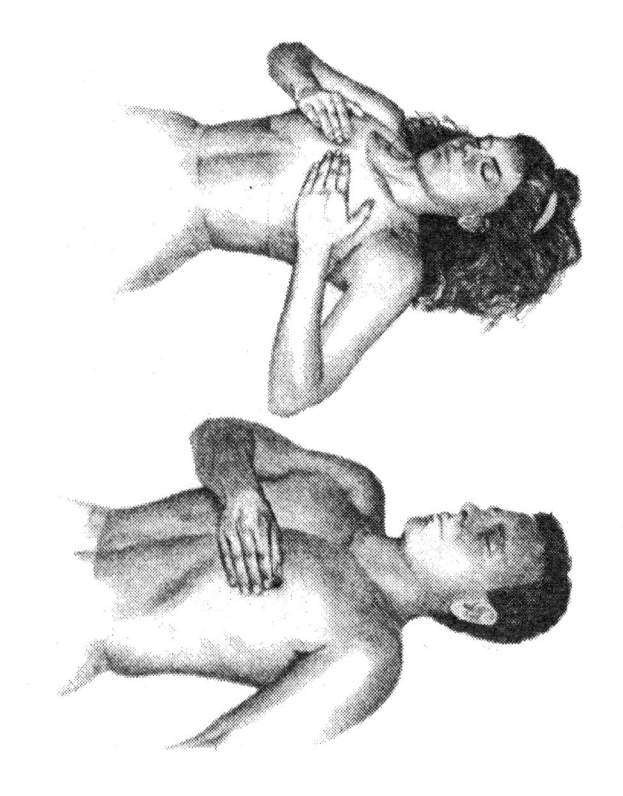

Observações: Muitas vezes nos esquecemos de que no peito — principalmente no bico do peito — a sensibilidade dos homens é igual a das mulheres. Se pousamos a mão em forma de concha sobre o peito, solta-se uma sensação de calor irradiante por todo o tórax. O bico do peito reage ao mais leve toque tanto para homens como para mulheres. O simples ato de brincar com eles já dá origem a fortes emoções, solta a musculatura peitoral e aumenta a sensibilidade.

A 1 1
Alisar com os dedos do chacra pubiano ao chacra frontal

Fazer a ligação entre o sentir, o pensar e o tratar

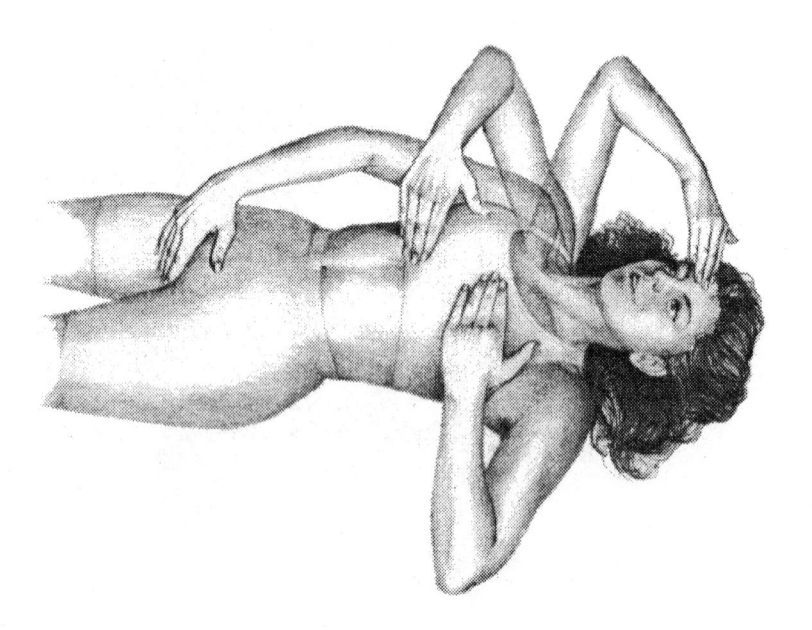

Observações: Repetimos este exercício por diversas vezes, alternando a direção dos movimentos — de cima para baixo e vice-versa. Podemos, em determinados pontos, interromper o movimento e aprofundar as sensações. Isso vale principalmente para os pontos de origem e fim do movimento. Através do movimento da mão, diferentes partes do nosso corpo passam a ser ligadas entre si. As sensações geradas por esse acariciar relaxam e podem nos levar a adormecer. Isso acontece com facilidade se sentirmos o efeito especialmente forte na zona do plexo solar.

A12
O ACARICIAR DOS MÚSCULOS DA FACE

Reviver uma dedicação afetuosa

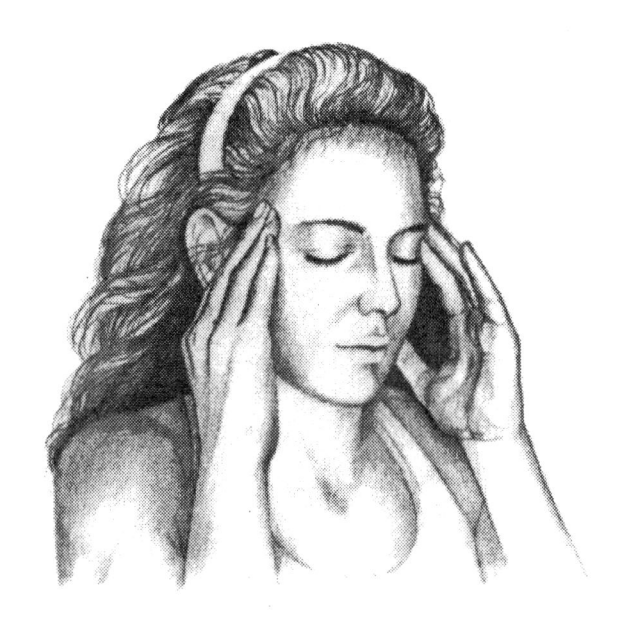

Observações: As faces sempre foram o ponto de atração para demonstrações de carinho. Essas regiões convidam ao afago. Através delas, podemos transmitir amor e dar o primeiro passo em direção a uma maior intimidade. Para qualquer pessoa, receber carinhos na face proporciona fortes e agradáveis lembranças. De início, foram as mãos da mãe e do pai que nos acariciaram, depois, as de uma outra pessoa que nos tenha amado.

Ao acariciarmos a face com nossas próprias mãos, trazemos à luz esses momentos que estão, por muitas vezes, esquecidos. Através da fantasia e da imaginação surge também aquilo que gostaríamos para nós mesmos, aquilo que um relacionamento repleto de confiança, responsabilidade e dedicação pode nos dar.

A13
PRESSIONAR FORTEMENTE COM OS DEDOS INDICADOR E MÉDIO O PONTO ENTRE AS SOBRANCELHAS

Fazer contato com o nível racional

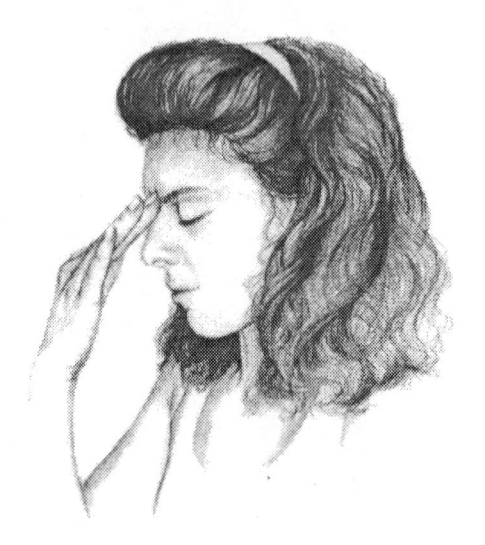

Observações: Se existe um acesso fisicamente localizável ao nosso nível racional, esse acesso é o "chacra da testa". É o local onde as indianas usam um ponto. É para esse lugar que olhamos quando queremos "penetrar" numa outra pessoa com a força de nosso pensamento.

A pressão, principalmente no início, deve ser muito forte para que o efeito possa se prolongar. Mesmo uma rápida pressão pode continuar a ser sentida por vários minutos. O ponto pode ficar levemente vermelho e um pouco dolorido. Durante o exercício, não devemos pensar em nada, apenas visualizar os hemisférios e perceber as transferências de ligações de uma metade para a outra. Freqüentemente, poderemos sentir os efeitos até no cerebelo.

A14
COLOCAR UMA DAS MÃOS SOB A CABEÇA; A OUTRA, NA TESTA

Segurar a razão com as mãos

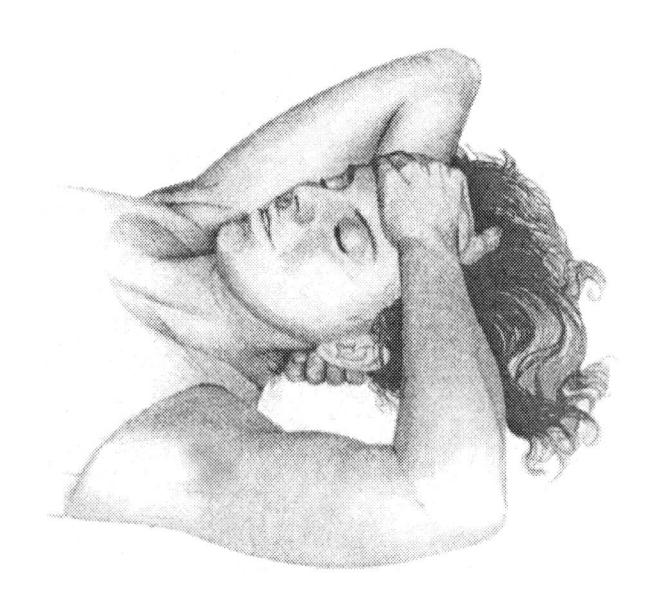

Observações: Depois que pressionamos, no exercício anterior, uma área restrita, *abraçaremos* agora, carinhosamente, a nossa razão.

Desse modo, alcançaremos uma sensação imediata de estar protegido ou abrigado. Afinal, estamos segurando entre nossas mãos a parte do corpo que consideramos normalmente como sendo a mais importante. Este "abraço" é bastante agradável. Nós o mantemos por algum tempo e nos deliciamos com as emoções que vão surgindo.

Esta parte do corpo nos parece ser a que determina os rumos da vida. A cabeça é, por assim dizer, o chefe do corpo. Apesar disso, nos *permitimos* trazê-la nas mãos e, ao menos uma vez, protegê-la — em vez de ser dominada por ela.

A15
TOCAR AS TÊMPORAS COM OS DEDOS

Fechar os ouvidos com os polegares
Sentir o pulsar dos pensamentos

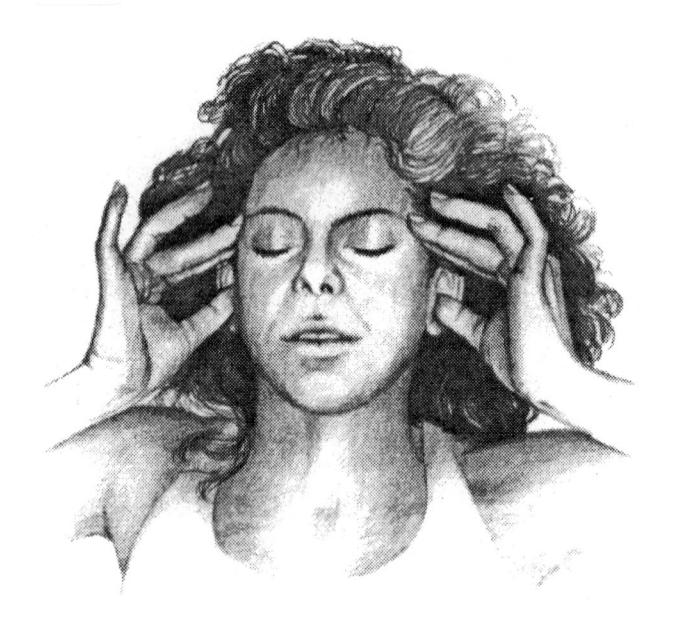

Observações: Fechamos os ouvidos e nenhum som externo penetra mais em nós — podemos ouvir os sons de dentro. Agora, a pulsação pode ser percebida acusticamente através dos dedos, pousados suavemente sobre as veias das têmporas, conseguimos alcançar a percepção física do sangue, que pulsa, que flui. Com a ajuda dessa sensação, podemos imaginar o *trabalho* do cérebro e, através do pulsar, daquilo que acontece "dentro" de nós. Tanto faz se estamos pensando conscientemente ou não, a nossa atividade cerebral é inacreditavelmente grande — e é exatamente isso o que queremos sentir.

A16
MASSAGEM DO COURO CABELUDO

Compreender a evolução do pensamento

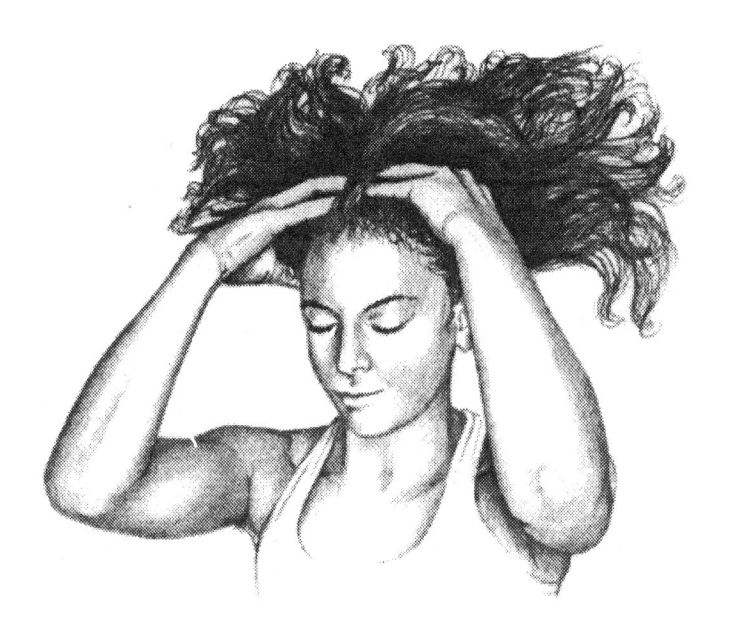

Observações: Massageamos com a ponta dos dedos o couro cabeludo e despertamos em nós aquela agradável sensação que temos, às vezes, quando lavamos a cabeça. Além disso, será muito mais efetivo ainda se puxarmos o cabelo de modo a que o couro cabeludo seja um pouco "levantado". A conseqüência imediata é um aumento forte da irrigação sangüínea.

Nós "despertamos" na devida forma e experimentamos o quanto a força da irrigação sangüínea está com a intensidade, com o estado de alerta de nossa capacidade de percepção. Podemos utilizar esse exercício sempre quando o cansaço estiver começando a nos dominar e a atividade cerebral estiver deixando a desejar, como nos casos de longas viagens de carro, de necessidade de estudo ou de trabalho mental.

A17
APOIAR A MÃO PRIMEIRAMENTE SOBRE O HEMISFÉRIO (LADO) ESQUERDO DA CABEÇA E DEPOIS SOBRE O DIREITO

Ativar as energias Yin e Yang

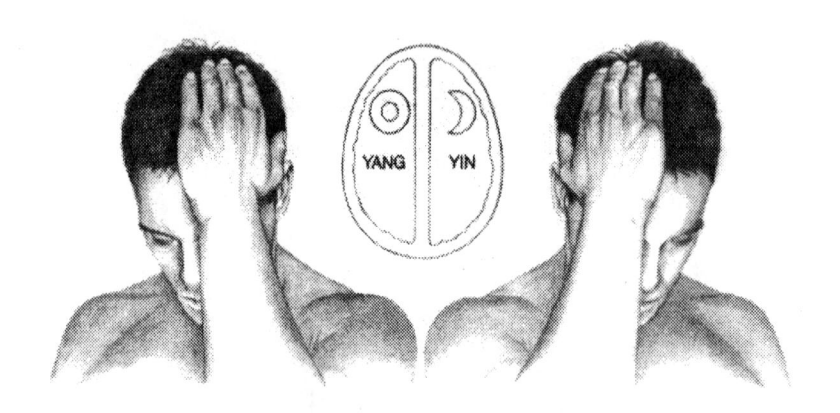

Observações: A "sabedoria" da natureza é fascinante. O cérebro é dividido em duas metades "autônomas" — uma dirige o lado esquerdo, enquanto a outra, o lado direito do corpo, sendo que os feixes nervosos que saem da cabeça para o corpo se cruzam. Se houver um ferimento num lado do cérebro, somente um lado do corpo ficará prejudicado; o outro continuará completamente funcional. Cada uma das regiões cerebrais realiza tarefas especiais. O lado esquerdo é responsável pelo pensamento lógico, pela capacidade de expressão verbal e o complexo pano de fundo da expressão da linguagem; enquanto o direito, pela visão, pela fantasia, e assim por diante, até níveis de tarefas inacreditavelmente especializadas. Assim, por exemplo, um modesto grupo de alguns milhões de neurônios (todo o cérebro dispõe de cerca de doze bilhões de neurônios) tem a tarefa de processar as impressões visuais.

O importante para nós é que uma das metades, que, aliás, é a direita, seja responsável pelo mundo dos sentimentos. Nela, localizamos os valores *Yin*, como "coração", lua, noite, subconsciente. Ao lado esquerdo do cérebro são atribuídos símbolos tradicionais, como sol, atividade, masculinidade, consciente, fogo e assim por diante.

Descobrimos que o lado direito dói quando somos incomodados por sentimentos como "dor de cotovelo", preocupações, medo etc. Dores do lado esquerdo da cabeça surgem quando nos ocupamos intensamente com problemas ou tarefas intelectuais — como na solução de problemas, no estudo ou em outras coisas parecidas.

Este exercício nos permite um conhecimento mais profundo das funções cerebrais: tocamos primeiro o lado esquerdo da cabeça e, depois, o direito, sentindo o calor que surge desse processo.

B) NA POSIÇÃO DEITADA DE LADO

B1
"COMPRIMIR" TODA A COLUNA VERTEBRAL APOIANDO A MÃO SOBRE O CÓCCIX E A PRIMEIRA VÉRTEBRA CERVICAL

Reconhecer na coluna vertebral o apoio do Eu

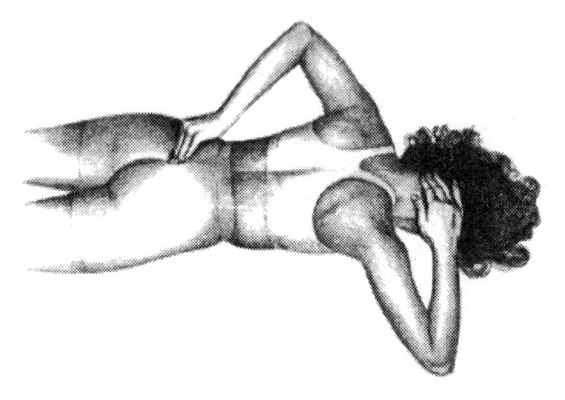

Observações: Somente depois de algum tempo é que alcançamos o efeito desejado com este complexo exercício.

Existem pessoas que não têm "nenhuma coluna" — em sentido figurado, mas, em geral, sua relação com a coluna é má. Justamente para essas pessoas, o exercício se aplica bastante bem. Seria ótimo, também, se antes de fazê-lo ela se deixasse massagear nos músculos que envolvem a coluna vertebral — do modo como está descrito na página 129 dos exercícios com o companheiro. A pressão sobre o cóccix pode ser muito dolorosa. De um modo geral, entretanto, essa pressão será sentida como um bastão aquecido, que se move para cima na coluna. Por outro lado, pode ser que essa sensação também fique restrita a apenas uma ou duas vértebras.

O exercício logrará sucesso quando tivermos a impressão de estar segurando a coluna "nas mãos". O efeito secundário positivo deste exercício é uma postura aprumada, tanto física como mental.

B2
UMA DAS MÃOS NA NUCA, A OUTRA ABAIXO DOS JOELHOS: PRESSIONAR A TESTA CONTRA OS MESMOS

Recolher-se, juntar o corpo

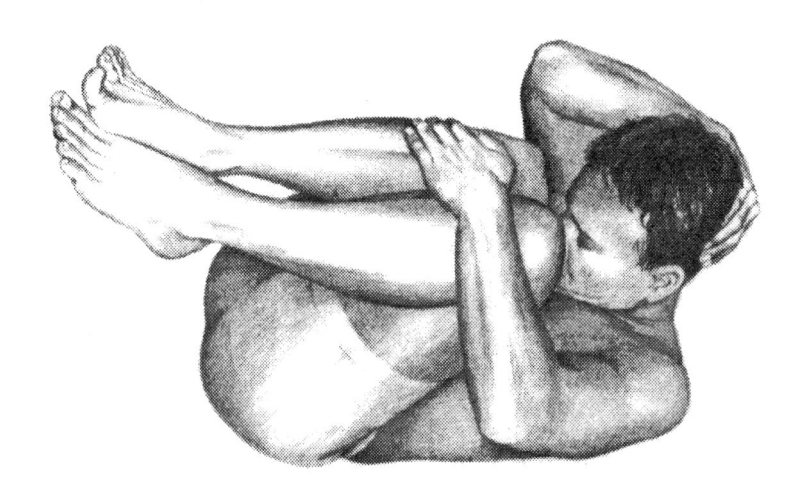

Observações: No exercício da página 87, experimentamos uma posição semelhante na medida em que enrolamos o corpo abraçando-o. Este exercício é menos ativo e deve ser conduzido de forma mais suave. Depois de sua fase inicial, os músculos devem estar relaxados.

Nos "deixaremos cair" e nos imaginaremos sem peso, boiando na água. Milhares de emoções emergirão de nosso subconsciente. Bastará que tomemos consciência delas apenas por um curto espaço de tempo para, logo em seguida, deixá-las partir — em outras palavras, não devemos nos ocupar muito com elas.

C) NA POSIÇÃO DEITADA SOBRE A BARRIGA

C1
SEGURAR AS CANELAS E PRESSIONAR OS CALCANHARES CONTRA AS NÁDEGAS

Treinar a flexibilidade

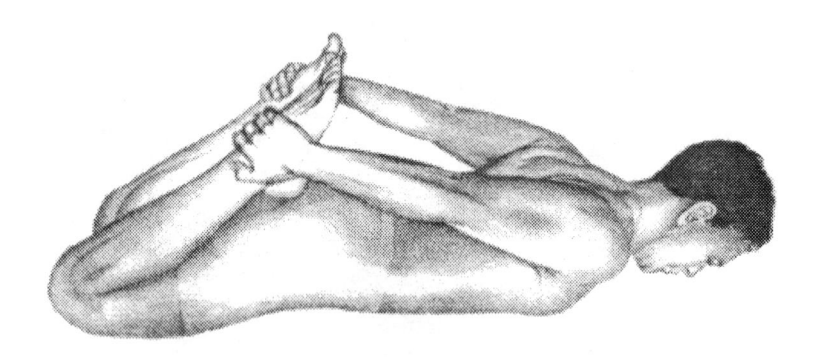

Observações: Este exercício é cansativo e, além disso, um sofrimento para pessoas que estão com a musculatura muito tensa. Nele, todos os músculos do corpo serão retesados de propósito — até o limite da dor.

A contração e o relaxamento seguem o ritmo da respiração — uma boa oportunidade para experimentar conscientemente a alternância entre tensão e relaxamento. Este exercício é um ato de força. Quem consegue tocar as nádegas com os calcanhares mostra que tem flexibilidade.

Na maioria das vezes, serão necessárias diversas tentativas. Primeiro, são trinta, depois vinte e finalmente apenas dez centímetros que faltarão para que alcancemos o objetivo.

C2
MASSAGEAR AS NÁDEGAS

Despertar a sensualidade

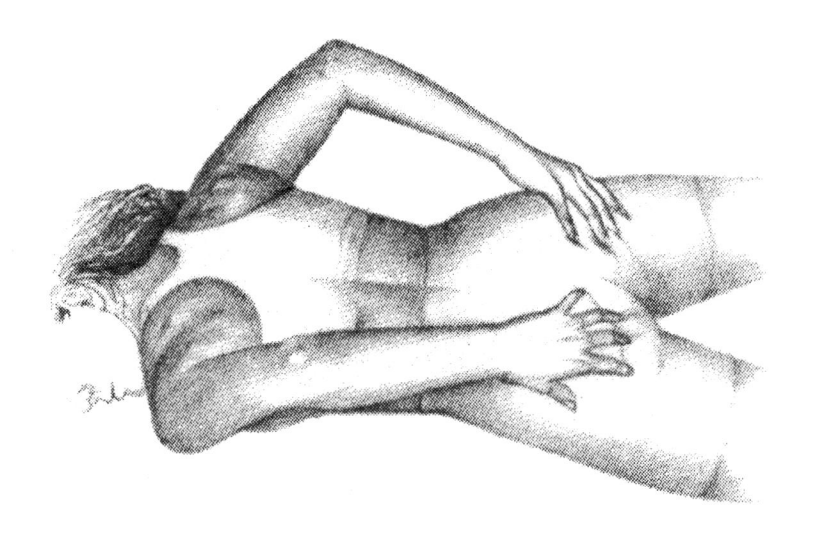

Observações: Tanto quanto nos seja possível, tentaremos executar este exercício sozinhos.

As nádegas precisam suportar todo o nosso peso, uma vez que passamos a maior parte de nossos dias sentados. O fluxo de sangue é bloqueado. Por isso, sentimos, com freqüência, o desejo de levantar para caminhar um pouco.

Podemos soltar esses bloqueios na medida em que tocamos, espremamos, enfim, trazemos de volta à vida esses músculos. Nós realmente bloqueamos o "bumbum" porque aplicamos sobre ele não apenas o nosso peso físico, mas, também, o nosso peso psíquico — ele é uma importante zona erógena. Bastam poucos segundos dessa massagem para passar de uma sensação de peso e insensibilidade para uma de elasticidade e mobilidade.

C3
APOIAR AS MÃOS SOBRE A CINTURA E ACARICIAR OS RINS

Abrir-se para a amizade

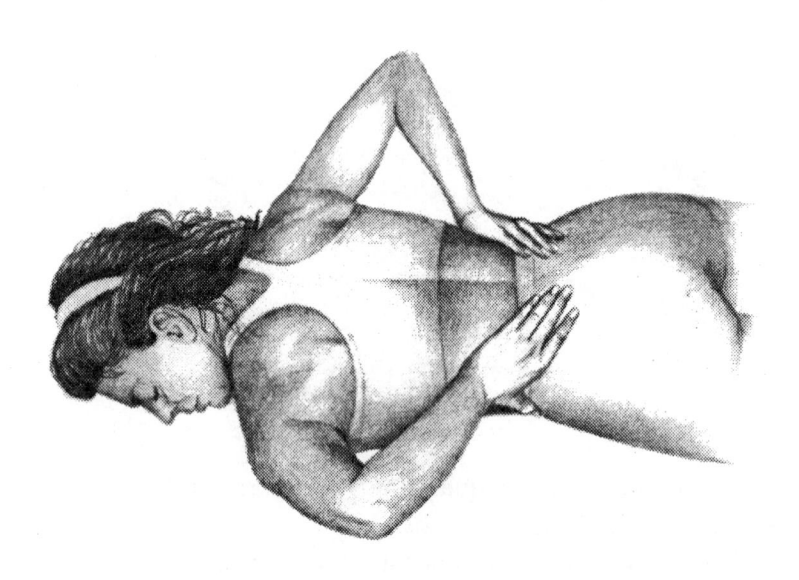

Observações: Na linguagem simbólica do corpo, os rins respondem por nossa relação com a amizade e a proximidade.

Essa função dos rins é muito importante. Nós sentimos seus efeitos logo que pousamos a mão "aquecida" sobre aquela região durante algum tempo — e, freqüentemente, descobrimos novamente a existência de um órgão há muito esquecido.

C4
APOIAR A CABEÇA NO COTOVELO E PRESSIONAR CONTRA UMA ALMOFADA

O choro libertador, a catarse

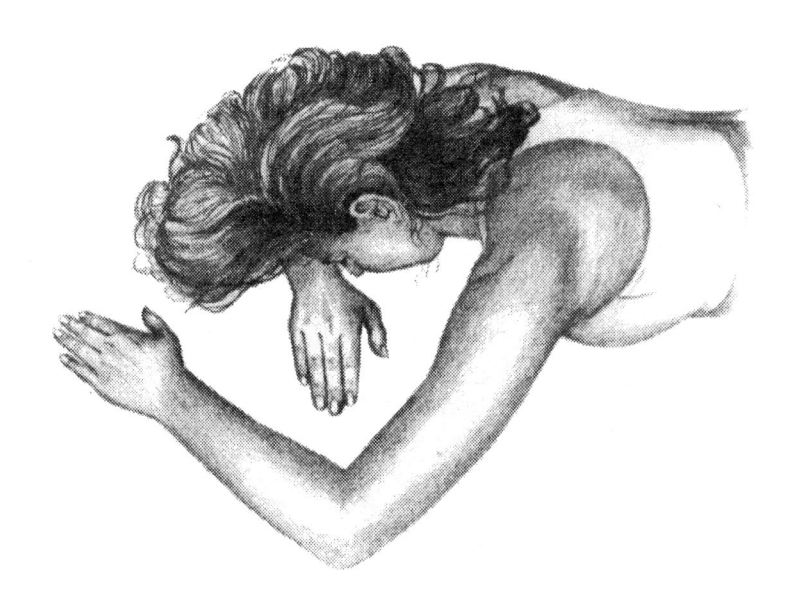

Observações: Quem não consegue mais chorar também não consegue mais libertar seu coração de um peso agravante.

No choro, descarregamos a psique — e, depois, nos sentimos mais livres. Se não existe mais nada que nos faça chorar, devemos simplesmente, começar a imaginar situações tristes da nossa vida até que o coração se abra. Então, as lágrimas rolarão, as convulsões do choro nos estremecerão e seremos libertados.

D) Exercícios erotizantes

D I
Imitar conscientemente os movimentos de um ato sexual

Vivenciar o ato sexual conscientemente

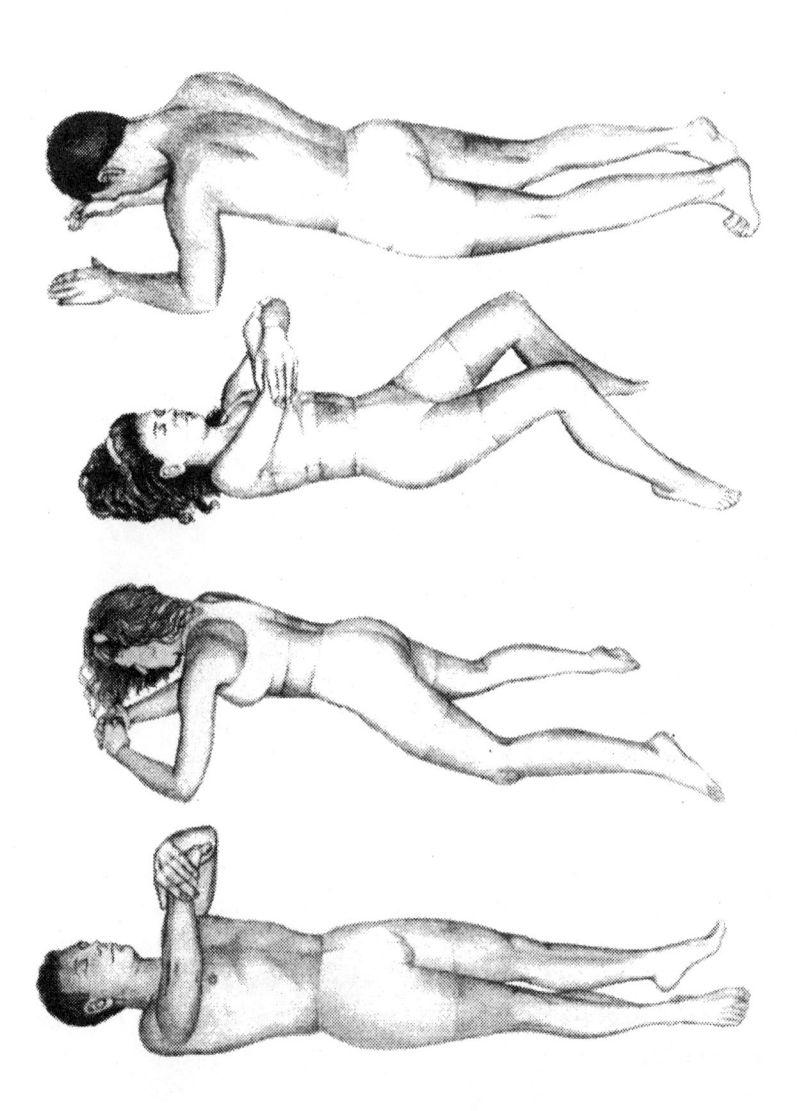

Observações: Quando movimentamos os nossos músculos do mesmo modo como o fazemos durante o ato sexual, desencadeamos uma enorme gama de associações. Podemos vivenciar novamente uma relação sexual na nossa imaginação. Neste caso, nos observamos como que de uma certa distância, vemos tudo com muita clareza, podemos entender e compreender nossos sentimentos no acontecimento.

Para que possamos entender o nosso companheiro — uma precondição imprescindível para um relacionamento verdadeiro —, também devemos imitar seus movimentos. Assim, o homem sente aquilo que a mulher sente e vice-versa. E a compreensão de um pelo outro se vê intensificada.

Ao mesmo tempo, com este exercício liberamos testosterona ou estrogênio, o que não somente pode dar muita força às nossas atividades sexuais, mas, também, se estivermos diante de uma importante decisão profissional na qual precisemos de muita força e energia, pode fornecer-nos hormônios importantes.

Importante: O mais relevante não é se fizemos apenas dois, alguns ou todos os exercícios propostos.

Qualquer que seja o caso, será sempre bom, depois dos exercícios, assumirmos a posição de equilíbrio para relaxarmos ainda mais — e fazer os exercícios novamente em pensamento, deixando que as emoções percorram mais uma vez nosso corpo. Talvez, então, venhamos a nos lembrar quais foram os pontos desencadeadores que sentimos com mais intensidade.

Pode acontecer que, durante os exercícios, a pressão sangüínea tenha caído um pouco. Por causa disso, nos levantamos lentamente e nos fortalecemos através de uma contração e descontração rítmica dos músculos.

Será especialmente agradável, se nos dermos um pouco mais de tempo para encontrar novamente o costumeiro estado de equilíbrio. E a melhor maneira de isso acontecer é com meia hora de sono.

Aprofundar o contato entre o "eu" e o "você"

Exercícios para companheiros e amigos

Notas preliminares

Os exercícios para companheiros são moldados de modo a que os papéis devam ser trocados, porque é importante que um possa sentir-se na pele do outro.

Nos exercícios para companheiros apresentados a seguir, o "cliente" — assinalado como "companheiro A" — é passivo, relaxa-se física e psiquicamente tanto quanto possível, e trabalha somente com a força da sua imaginação.

A parte ativa, a do tratamento, será aplicada pelo "terapeuta" — assinalado como "companheiro B".

Naturalmente, se os exercícios individuais forem realizados antes, o efeito dos exercícios efetuados com o companheiro serão ampliados.

Além disso, será de grande ajuda se, após os exercícios, houver uma troca de idéias a respeito das sensações e experiências vividas.

Visão geral do tratamento a dois

1
O companheiro B senta-se, com as pernas afastadas, aos pés do companheiro A, abraça as suas pernas e puxa-o para si.

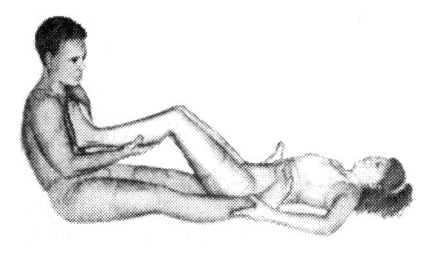

2
O companheiro B suspende e abaixa a cintura do companheiro A.

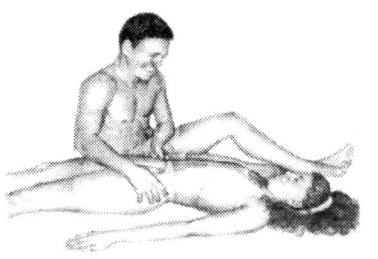

3
O companheiro B, de acordo com os desejos e as orientações do companheiro A, massageia o seu peito.

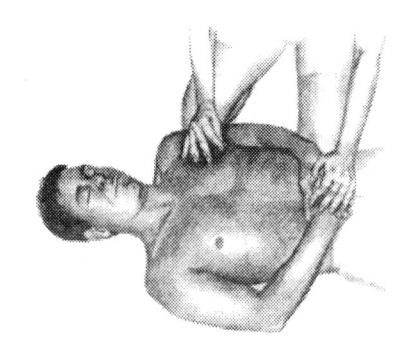

4
O companheiro B senta-se com as pernas esticadas junto à cabeça do companheiro A, segura a sua cabeça pela nuca e aproxima-a de seus órgãos sexuais.

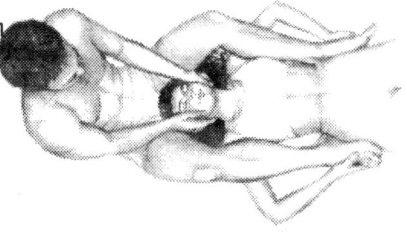

5
Para a mulher: ela deita-se de costas, o companheiro B senta-se ao seu lado e pousa a sua mão suavemente sobre os ovários dela.

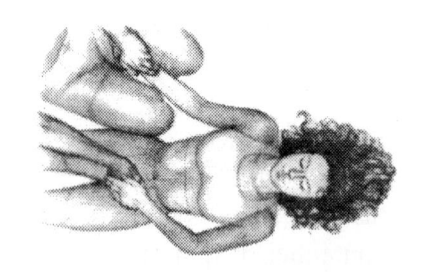

6
Para o homem: ele deita-se de costas, o companheiro B senta-se ao seu lado e pousa a sua mão suavemente sobre a bolsa escrotal.

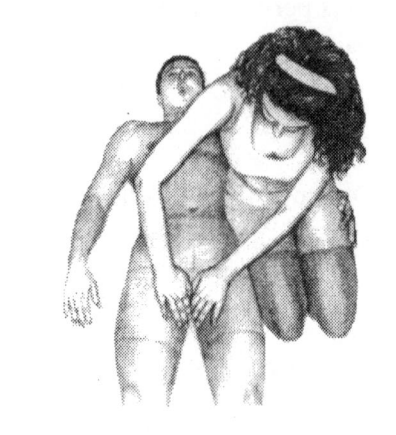

7
O companheiro A está deitado de costas, B deita-se ou senta-se bem perto e apóia o antebraço sobre a linha que vai do púbis ao meio do peito.

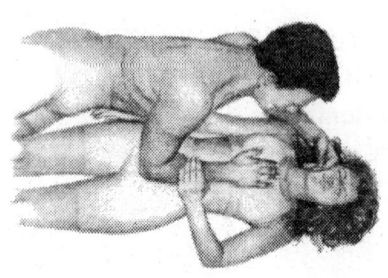

8
Os companheiros A e B deitam-se lado a lado, os rostos voltados um para o outro; A coloca a coxa de tal modo entre as pernas de B que as linhas de chacra sejam cobertas.

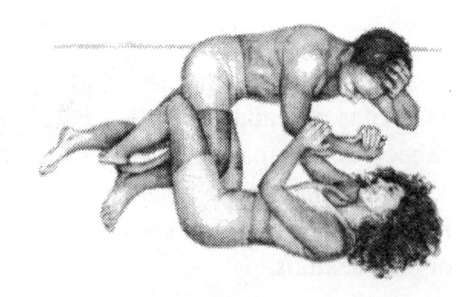

9
O companheiro A massageia os glúteos de B — e ao contrário.

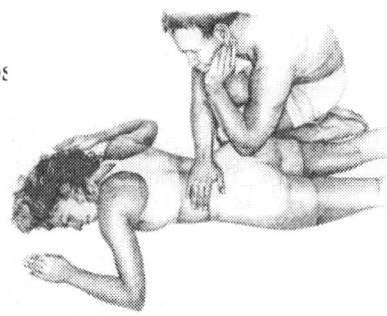

10
O companheiro A deita-se de barriga, o companheiro B massageia-o na coluna, da primeira vértebra cervical até o cóccix.

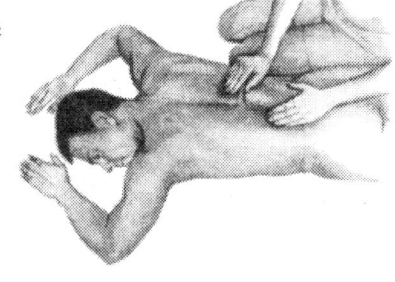

11
Os dedos do companheiro B tateiam em busca da primeira vértebra cervical pressionando-a suavemente para baixo. Ao mesmo tempo, o dedo indicador da outra mão é colocado sobre o prolongamento do cóccix pressionando-o em direção à cabeça. A coluna vertebral é "comprimida".

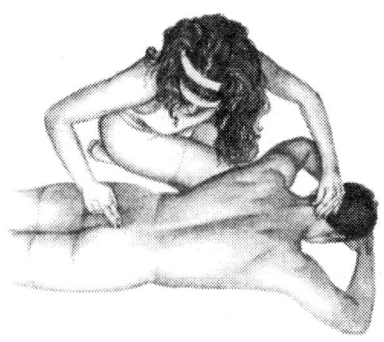

12
O companheiro B senta-se de pernas abertas, o companheiro A recosta-se no seu peito, sendo carinhosamente envolvido.

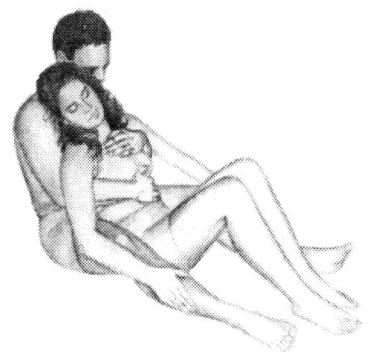

Exercícios com o companheiro

1

O companheiro B senta-se aos pés do companheiro A, abraça as suas pernas e traz para si o seu corpo, para, então, colocar os pés em sua virilha. As mãos do companheiro B podem envolver os pés de A e massagear a sola. Finalmente, suas mãos correm ao longo da parte interna das pernas de A, fazendo carícias, dos tornozelos até o púbis.

Do lado interno das coxas, encontram-se muitos pontos desencadeadores (no homem, entre outros, aquele ligado aos nervos da bolsa escrotal). O companheiro B tenta, de acordo com as indicações de A, localizar esses pontos e acariciá-los utilizando, alternadamente, uma pressão que vai de leve a muito leve.

Uma variante interessante: colocar a sola dos pés de A em contato com o peito de B e observar as reações.

Aproximar-se, entrar em contato

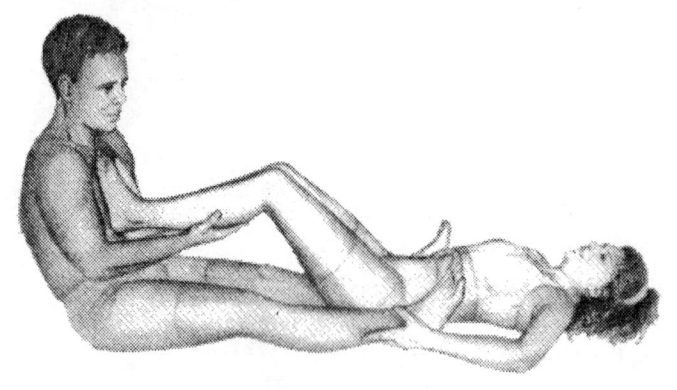

Observações: Somente nas aparências é que o contato da sola dos pés com o peito pode ser considerado uma estranha forma de encontro. Na realidade, neste caso, duas diferentes zonas corporais se encontram e dão origem a sensações que até agora permaneciam desconhecidas. Elas aumentam a intimidade e corpo e espírito se aproximam.

2

O companheiro B senta-se ao lado de A e pega o seu quadril suspendendo-o e abaixando-o diversas vezes em um ritmo agradável. Ambos aplicam o exercício na posição deitada de costas e de barriga. O movimento *Yang* é um pressionar forte e rítmico do quadril para baixo. O movimento *Yin* é um elevar suave do quadril, um abrir-se para seu companheiro.

Yin e *Yang*, sentir o dar e o receber

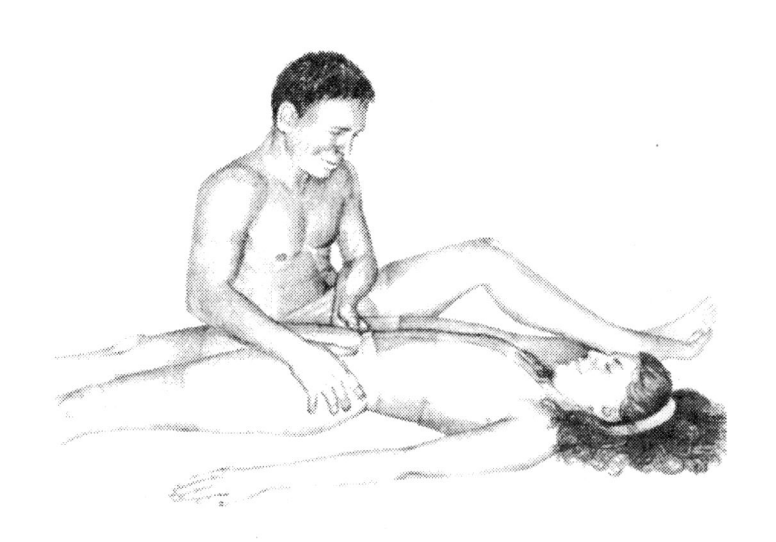

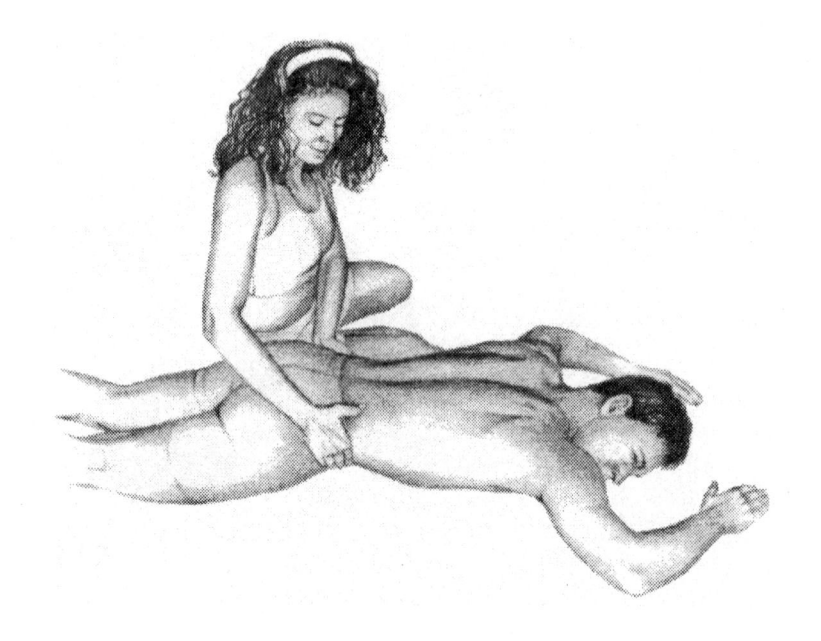

Observações: Tratam-se, aparentemente, de movimentos típicos de um ato sexual; todavia, o exercício deve ser executado conscientemente, sem a presença de pensamentos eróticos. O homem sente aquilo que a mulher sente e vice-versa. Embora as sensações sejam bastante fortes, experimentaremos tudo em um nível puramente intelectual.

3

O companheiro B massageia o peito de A, preocupando-se com seus desejos e indicações. Devemos ter em mente que o peito masculino, tocado de leve, é muito sensível. A "massagem" também pode constituir-se do pousar da mão em forma de concha.

Naturalmente, o desejo de ser tocado no bico do peito implica uma maior abertura em relação a esse tipo de sensações, bem como um proceder mais carinhoso por parte de quem aplica o tratamento.

A maneira simples de aprender a entender os desejos do companheiro

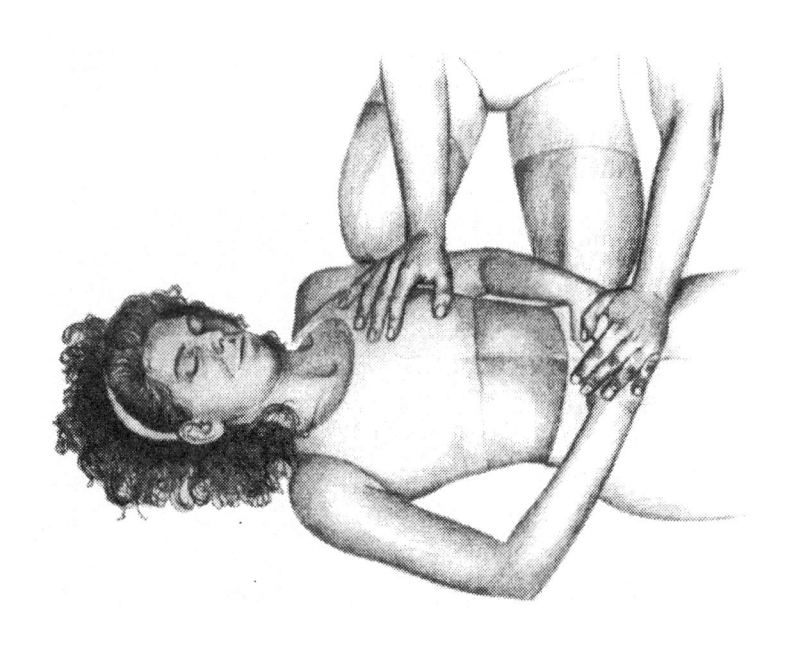

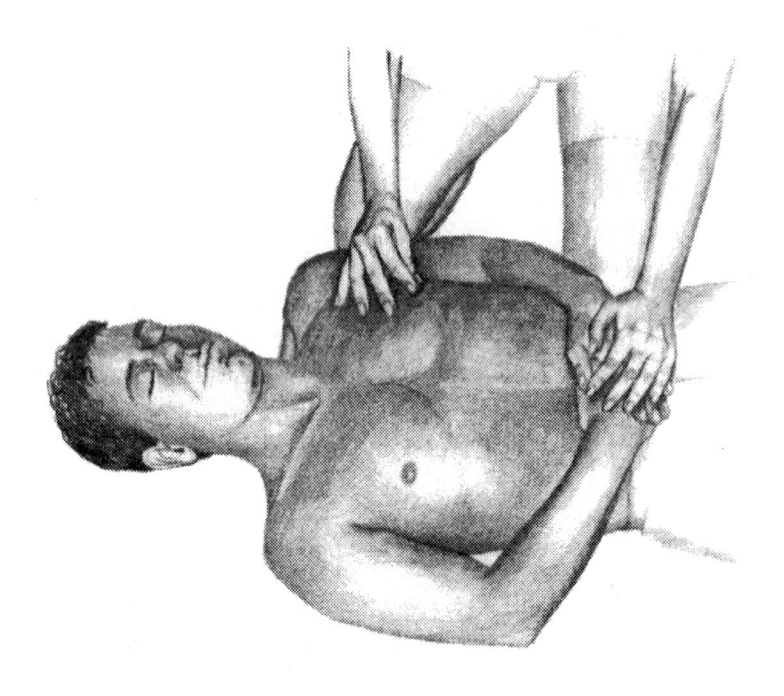

Observações: Este exercício é recomendado para aquelas pessoas que não conhecem o corpo de seu companheiro. Nesta situação, na maioria das vezes, torna-se mais fácil expressar desejos pessoais. Mas, acima de tudo, em relação a um ou a outro desejo, fica mais fácil pedi-lo de uma maneira completamente desprovida de paixão — o que seria impossível em um relacionamento sexual.

4

O companheiro B senta-se com as pernas entreabertas junto à cabeça do companheiro A, coloca as mãos sob a sua nuca e puxa-o para si até a proximidade dos órgãos sexuais.

A que proximidade se deve chegar depende do grau de intimidade. Pode-se chegar até um contato de pele, mas não é obrigatório.

A tarefa desse exercício é permanecer alguns minutos nessa posição, sem despertar sentimentos eróticos. Chega-se com isso a uma intensa troca de energias.

O "Eu" e o "Você" se fundem

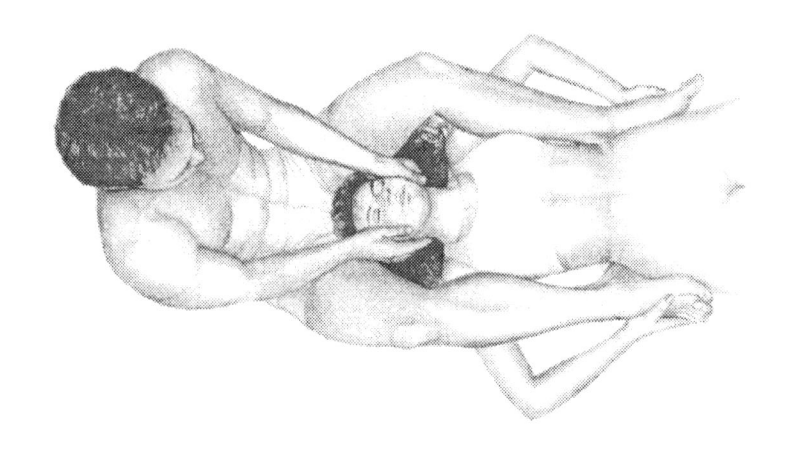

Observações: Trata-se, certamente, de uma posição bastante íntima, mas o importante será a nossa postura psíquica. Também neste caso devemos evitar sentimentos eróticos. Assim, poderemos chegar a uma troca perceptivelmente intensa de energias.

5

Um exercício específico para a mulher: ela deita-se de costas, B senta-se ao seu lado e coloca a mão suavemente sobre o ovário, de modo a que o lado da mão possa pressionar o púbis. Os ovários tornam-se perceptíveis na medida em que emanam calor.

Liberação de hormônios vitais pela mulher

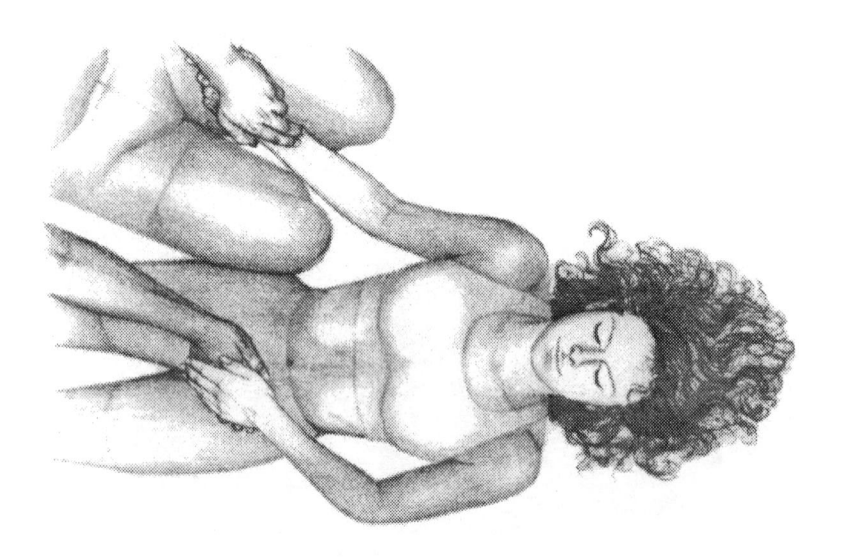

Observações: As sensações serão mais fortes se a mulher colocar sua mão sobre as de B. O fluxo de sangue nessa direção — de importância central para a mulher — será bem forte. A companheira A permanece passiva e pode observar como se intensifica a expressão de sua feminilidade, principalmente em seu rosto.

6
Um exercício especial para o homem: ele deita-se de costas, a companheira A senta-se ao seu lado e coloca suavemente as mãos sobre a bolsa escrotal. A sobreposição das mãos de A e B pode intensificar o efeito. Finalmente, os dedos da companheira A aplicam uma pressão muito leve na parte interna das coxas.

Liberação de hormônios vitais pelo homem

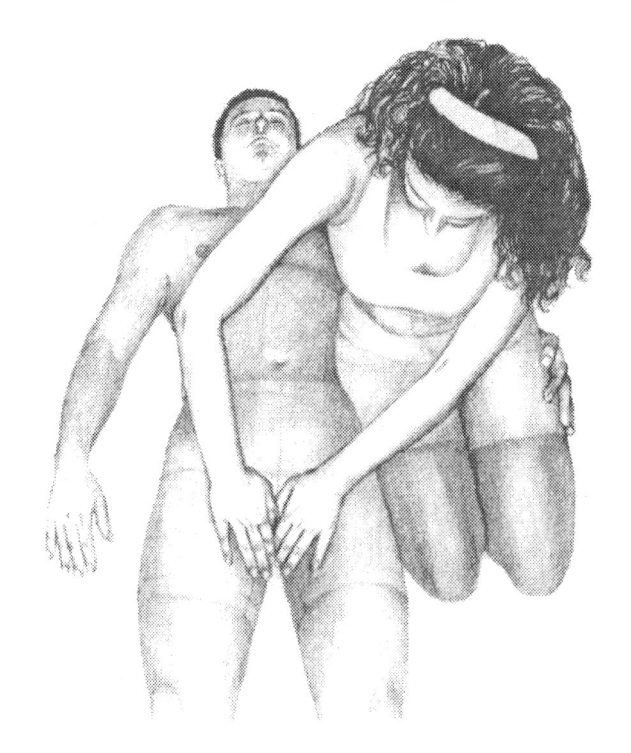

Observações: Neste caso, torna-se evidente o efeito causado pela liberação de hormônios. O exercício pode ter um efeito erotizante — mas não necessariamente. Os hormônios vitais são essenciais tanto para uma forte capacidade de visualização como para o próprio desempenho.

7

O companheiro A está deitado de costas, B deita-se ou senta-se ao lado numa posição tal que o permita apoiar o antebraço sobre a linha que vai do púbis ao meio do peito.

A partir da tensão, chegar à calma através do relaxamento

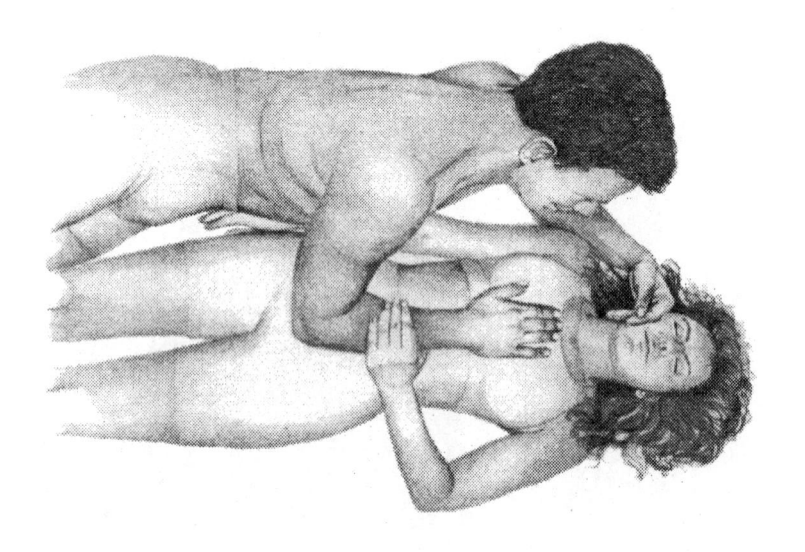

Observações: O antebraço toca ao mesmo tempo todos os centros de energia da linha central que vai da barriga ao peito. A sente o cansaço brotar e, por isso, este exercício é ideal para casos de insônia — especialmente quando podemos contar com um companheiro amoroso e pronto a ajudar.

8

Os companheiros A e B deitam-se de lado, olhos nos olhos, e conversam entre si enquanto suas mãos se acariciam. O companheiro A coloca sua coxa de tal maneira entre as coxas de B que as linhas energéticas ficam cobertas.

Surge, então, um contato corporal dos mais intensos. O ponto de partida ideal para um diálogo agradável, aprofundado tanto pelo corpo como pelo espírito. Nesta posição, chega-se a uma troca entre os chacras dos companheiros — os chacras frontal, do coração e pubiano estão frente a frente.

Intimidade: Contato entre espírito (diálogo), "coração" (sentimentos) e zonas sexuais (instinto)

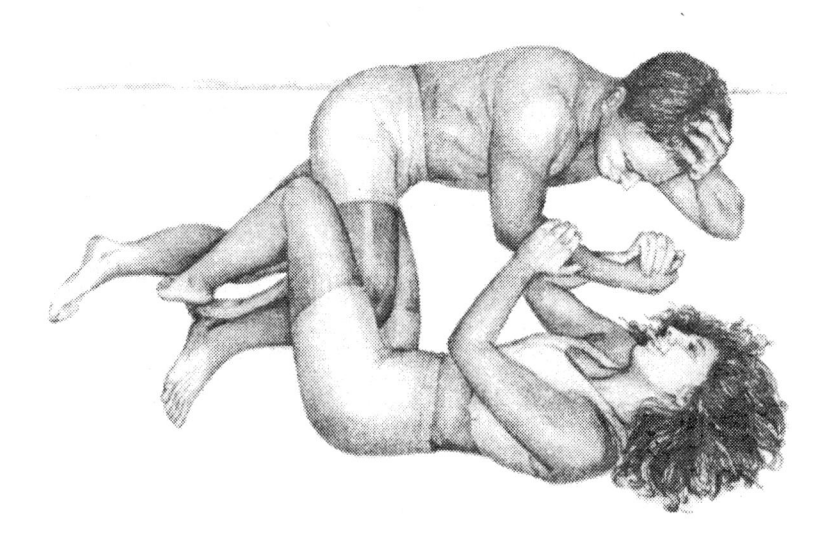

Observações: Deste modo, o diálogo será aprofundado por um contato físico muito intenso. Através de um contato de mão, os sentimentos são comunicados; através das coxas, as sensações instintivas. Assim, os companheiros são ligados ao mesmo tempo com as três camadas da personalidade: o espírito, os sentimentos e os instintos.

9
A massagem forte dos músculos glúteos

Reanimar a sensualidade

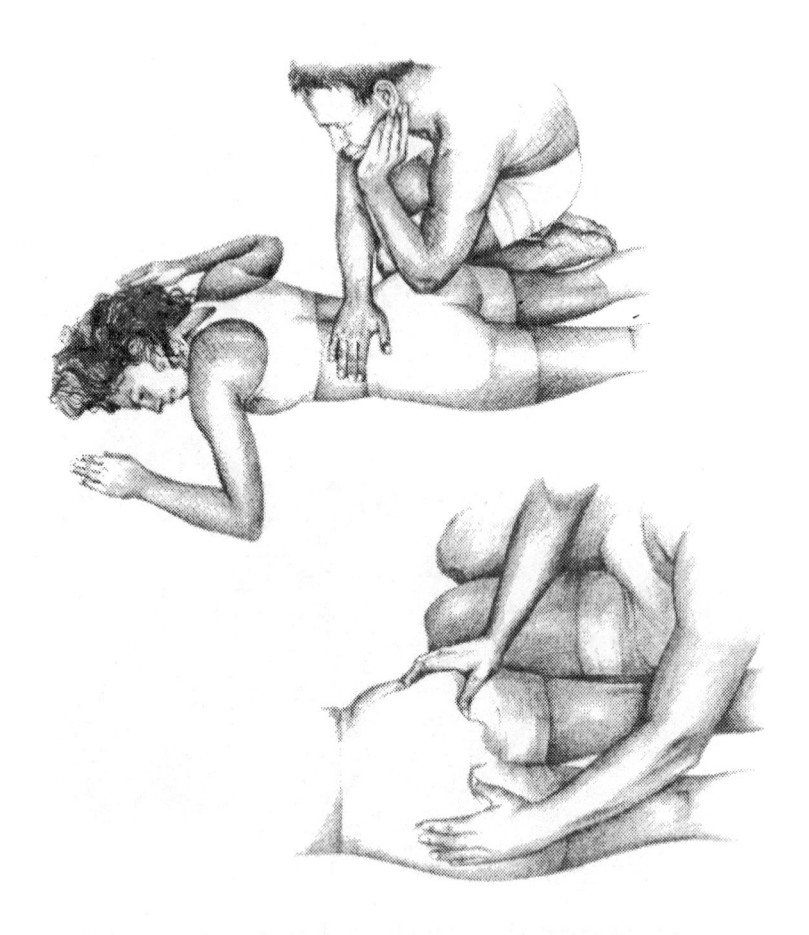

Observações: Sobre nenhuma outra parte do corpo é possível estabelecer um contato mais sensual e agradável com o outro. Surge um contato corporal não-erótico.

Não devemos esquecer a sensualidade implícita dessa região.

10

O companheiro A deita-se de barriga, o companheiro B senta-se ao seu lado e massageia a coluna vertebral da vértebra cervical até o cóccix e vai subindo novamente. E repete o tratamento por diversas vezes, passando de um movimento inicial de amassar para um suave acariciar (assim que a coluna estiver "sensibilizada").

Sentir a coluna vertebral como o ponto de apoio da personalidade...

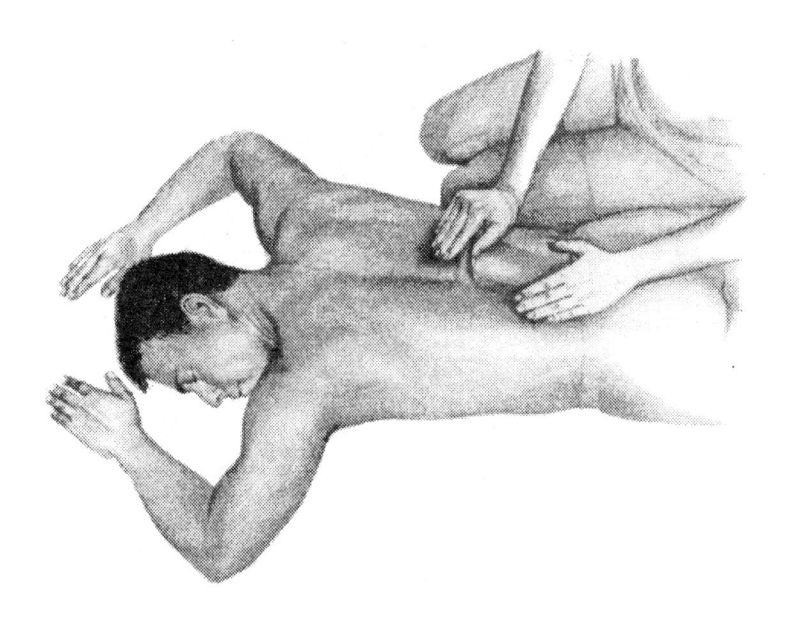

Observações: Através dessa massagem, despertamos as percepções da coluna como ponto de apoio da própria personalidade. O efeito psicológico é duradouro e existe uma melhoria na postura corporal.

11

Os dedos do companheiro B tateiam em busca da primeira vértebra cervical de A, pressionando-a suavemente para baixo. Ao mesmo tempo, o dedo indicador da outra mão (atenção: para alguns pode se tornar muito doloroso; entretanto, a pressão deve ser tão forte quanto possível) é colocado sobre o prolongamento mais inferior do cóccix, pressionando-a em direção à cabeça.

... e o seu Eu está nas minhas mãos

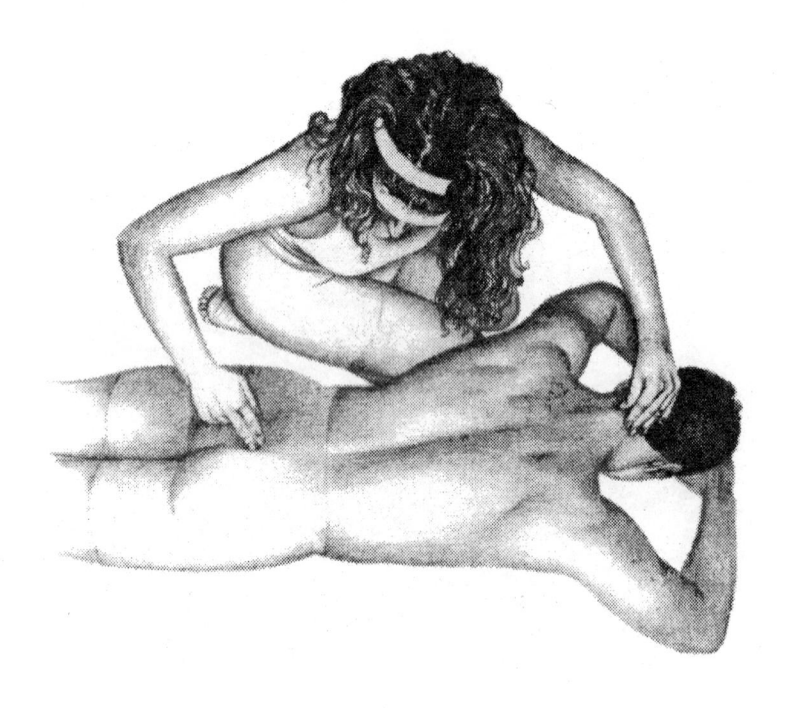

Observações: É fácil que nos identifiquemos com a coluna vertebral quando ela é tocada nos seus dois pontos mais extremos e comprimida. Assim, ela se transforma em um bloco único, elástico, flexível, macio. As pessoas sentem um fluxo de energia que sai do corpo em direção à cabeça/espírito.

12
Nessa troca entre dar apoio e se apoiar, os dois companheiros são, ao mesmo tempo, ativos e passivos — se fundem um no outro. A parte macia do peito entra em contato com a parte dura das costas.

Reclinar-se no tronco da árvore

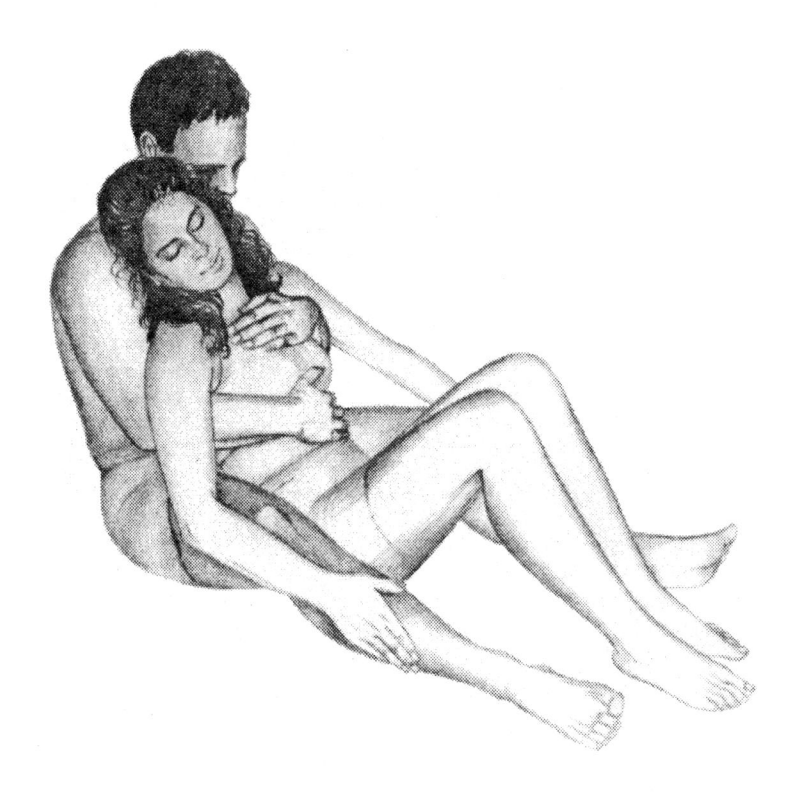

Observações: Normalmente, existem poucas possibilidades em que podemos formar um contato desse tipo. Aqui se combinam entregar e dar apoio e, ao mesmo tempo, abraçar e dar proteção.

Sentir o contato com o meio ambiente humano

UM EXERCÍCIO PARA AS PESSOAS FAZEREM EM GRUPO

INTRODUÇÃO

Uma pessoa deita-se de costas enquanto as outras agrupam-se em círculo ao redor dela. Então, inicia-se o exercício, ao qual são possíveis as mais diversas variações.

Aqueles que estiverem sentados próximos à cabeça podem massagear o couro cabeludo ou assumir a posição seis, ou a quatro — ou qualquer uma dessas relacionadas com o tronco.

Do mesmo modo, uma infinidade de possibilidades se apresenta para aquele ou aqueles que estiverem sentados ao lado da pessoa. Eles tratam a região que vai da virilha até o joelho.

Aquele que estiver sentado junto aos pés, faz o tratamento da sola dos pés ou dos tornozelos. Os que estiverem sentados de lado realizam uma variante em relação ao sentado.

Depois de aproximadamente 10 minutos, a pessoa sentada junto à cabeça troca de lugar com a que estava deitada no meio, enquanto as outras também mudam de posição, no sentido horário.

O exercício

O "Eu" no centro das atenções, uma experiência de proximidade íntima

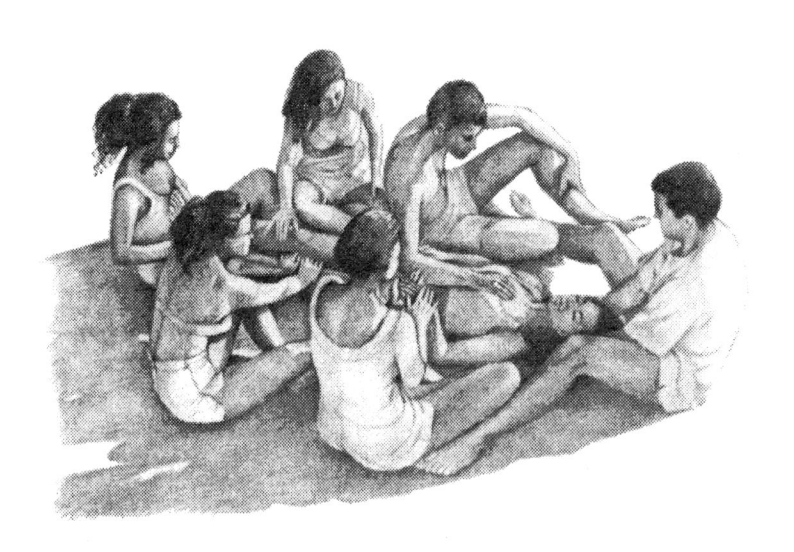

Observações: O exercício em grupo é valioso em especial nos casos de problemas de contato. Ele é uma boa oportunidade, nas mais diversas situações em um grupo de indivíduos, para quebrar a barreira do distanciamento nas relações interpessoais.

Rapidamente aprendemos que:

— fazer contato com os outros, antes de mais nada, é algo agradável;

— é mais agradável ainda ser "mimado" por diversas mãos calorosas e plenas de amor. Isso nos deixa uma sensação de ser compreendido e de autovalorização;

— os outros se interessam por você — como centro do mundo sensitivo;

— o contato da pele é a comunicação mais intensa;

— o bem-estar está de fato ao alcance da mão.

Para finalizar:
Transformação é crescimento

Mesmo que o nosso "Eu" seja, até certo ponto, uma unidade estável entre corpo e espírito, não devemos esquecer que para o seu desenvolvimento é necessário que ele permaneça em transformação — de acordo com as dificuldades que a vida nos apresenta e com os objetivos que nos propomos alcançar.

É um processo contínuo, tão natural como o próprio crescimento na natureza. Uma planta ou uma árvore não bloqueia seu crescimento nem mesmo por medo da tempestade — com seus relâmpagos e trovoadas — que, certamente, algum dia virá. Ela simplesmente fortalecerá suas raízes e permanecerá flexível.

Para notarmos de modo consciente essa nossa mutabilidade inevitável, devemos fazer um inventário bem simples de nosso estado atual — como ponto de partida, por assim dizer. Depois, complementaremos aos poucos essas anotações — que não precisam ser longas, mas formuladas com clareza e precisão — com nossas experiências durante e após os exercícios. Elas nos ajudarão a reconhecermos e acompanharmos nosso desenvolvimento e desdobramento pessoal. Com isso, poderemos ficar contentes com nosso progresso após um curto espaço de tempo e desfrutar as emoções do sucesso.

Em princípio, o objetivo mais importante deve ser sempre o nosso bem-estar, que resultará da realização de nossas possibilidades pessoais. Todos os outros objetivos representam pequenas transformações necessárias para que alcancemos o nosso objetivo maior — por exemplo: transformações em relação à nossa postura, aos nossos posicionamentos, aos nossos relacionamentos interpessoais e a todas as decisões que ditarão o rumo dos acontecimentos no nosso dia-a-dia.

Os exercícios podem ajudar a fortalecer os nossos pontos fracos e a modificar aqueles que nos perturbam.

Se nos falta postura de espinha dorsal, poderemos ter o melhor sucesso com o trabalho sobre a coluna vertebral e, rapidamente, passar a senti-la, mais uma vez, como um ponto forte. De uma postura curvada, inclinada para frente, surge uma ereta (ver os exercícios das páginas 106, 129 e 130).

Por novas energias e vitalidade são responsáveis os exercícios das páginas 90, 91, 92 e 112, 119, 124, 125.

Para os casos de desânimo e depressão, ajudam sobremaneira os exercícios das páginas 118, 119, 124, 125 e 131. E, além deles, o exercício em grupo da página 133.

Entretanto, a razão de ser mais profunda dos exercícios reside em alcançar o próprio desdobramento do "ponto de virada", para, então, trilhar o caminho para o "Eu" saudável. Isso acontece quando nos encontramos longe dos extremos cabeça-corpo e estamos no verdadeiro centro, quando nosso "Eu" encontrou espaço livre para o próprio desenvolvimento, reconhece-se a si mesmo e segue seu próprio caminho.

Na medida em que aprendemos a escutar nossas emoções e começamos a sentir nosso "coração" como sendo o centro psíquico, nós nos libertamos.

Aquilo que gostaríamos de oferecer a vocês com este livro também poderia ser chamado de esotérico — que significa o mesmo que "a comunicação cheia de confiança, íntima e pessoal de *alguém experiente* a seus discípulos e amigos". Agora, com este livro, até mesmo em casa, vocês poderão internalizar, experimentar e desfrutar das nossas idéias e pensamentos.

A seguir, são apresentados apenas alguns exemplos de quão profundas podem ser as transformações deflagradas pelos exercícios.

Anna, 32 anos de idade, reprimida na expressão de todos os seus sentimentos "... quando os dedos tocaram o plexo solar, a sensação era como se eles estivessem me penetrando e, ao mesmo tempo, sentia a minha musculatura do peito e do abdômen se soltar. Eu tinha a sensação de estar me abrindo

totalmente, de, finalmente, conseguir ser uma pessoa aberta..."
(Exercícios das páginas 95 e 98.)

Karolina, 26 anos, reprimida em suas sensações préorgásticas: "... as sensações simples e consideradas não-eróticas dos exercícios das páginas 123, 124, 127 me levaram a um estado de relaxamento livre de pensamentos, que eu nunca pude alcançar durante a relação sexual, e equivaleram a um orgasmo psíquico."

Michael, 27 anos: "Tenho como objetivo tornar-me um maestro, mas, ... sou uma pessoa cheia de medo, meu sistema neurovegetativo é altamente sensível, eu presto constantemente atenção no meu coração, qualquer percepção estranha me agita, me põe em um estado de prontidão... logo depois meu coração dispara... e eu me pergunto se isto tudo não é uma indicação do meu corpo para que eu abdique de meu grande objetivo." E ele constata depois de duas semanas: "Nestes últimos dias, eu tenho feito os exercícios de relaxamento das páginas 64, 97, 121 e 126, ou sozinho, ou com a ajuda de Theresa. Ainda não consegui chegar a um contato total com o corpo, mas os exercícios são agradáveis e relaxantes. O mais agradável é quando Theresa massageia a sola dos pés e segura os meus tornozelos. Nessa posição, eu reencontro o contato com a terra e sinto autoconfiança... somente agora eu começo a ver meu antes temido coração como um 'amigo', meu medo está diminuindo, eu posso percebê-lo sem entrar em pânico."

Anexo I

O LADO FÍSICO DA PSIQUE
Nossas atitudes, nossa condição psicológica e nossas atividades são influenciadas ininterruptamente por processos bioquímicos, que ocorrem dentro do organismo, e que representam um outro lado da psique, isto é, o lado orgânico.

Os processos bioquímicos são conseqüência de um grande número de substâncias que ou são liberadas ou são bloqueadas. Aparentemente, existe uma instância de controle superior aos hormônios, às substâncias de orientação psicológica, que detém a decisão final. Trata-se do "Eu", o resultado de todas as percepções armazenadas na memória ao longo da vida, que são consultadas intuitivamente e levam às tomadas de decisão.

A seguir, descrevemos apenas alguns entre os mais importantes sistemas hormonais, cujos mecanismos de ação parecem assegurados sobre a vida mental, sentimental e sexual. Com os exercícios da segunda parte deste livro, veremos como estes hormônios podem ser ativados. Este também é o caminho para, através do corpo, atuar sobre a psique.

ADRENALINA E NORADRENALINA — OS HORMÔNIOS DO ESTRESSE
Quando em uma situação de emergência, a adrenalina — e a muito semelhante noradrenalina — causam uma reação imediata sobre o corpo e o espírito, elevando ao limite máximo as possibilidades do nosso desempenho. Do ponto de vista da história da evolução, o homem estaria, assim, preparado para apresentar, em um momento de grande perigo onde estivesse em jogo "matar ou morrer", as reações certas que lhe garantissem a sobrevivência.

A adrenalina acelera os batimentos cardíacos e o ritmo respiratório e ocasiona a vasoconstrição. Portanto, aumenta a pressão sangüínea, fortalece as funções orgânicas e o metabolismo. Tudo isso resulta, dependendo das experiências acumuladas por cada pessoa, em um estado de tensão e em uma altíssima prontidão.

As situações de perigo modificaram-se muito nos dias de hoje — do estresse físico para o psicológico. Nós as encontramos, principalmente, nas parcerias, na família, no campo social e, em especial, na vida profissional — campos nos quais precisamos apresentar sempre o melhor rendimento possível. Essa busca pelo rendimento máximo transforma-se para muitos em uma situação permanente. O que significa que estamos nos colocando, por tempo indefinido, consciente ou inconscientemente, em um estado de tensão psicossomática que não corresponde à nossa natureza original, e que, freqüentemente, ultrapassa os limites do suportável: é o estresse contínuo. Ou seja, sobrecarregamos os nossos neurônios, a rede de transporte de informações, e, portanto, nos *neurotizamos* de tal modo que aquilo que temos de humano (como grande parte dos sentimentos, dos quais somente o medo sobressai) não poderá mais ser vivenciado.

ENDORFINA — O ESTIMULANTE

As *endorfinas* são substâncias semelhantes à morfina produzidas pelo corpo sob certas condições. Elas propiciam um estado e uma sensação de bem-estar. Antigamente, elas eram o analgésico do próprio corpo. Mas hoje, quando o corpo não consegue mais diferenciar entre dor física e psicológica, apenas a sua carência significa também dor física e, em geral, sinaliza uma falta de bem-estar.

Não se trata tanto do bem-estar sexual, mas, sim, da sensação psicofísica de calor e segurança que observamos nas relações íntimas e afetivas. Parece, até mesmo, que as endorfinas se relacionam, em grande parte, com a ligação entre mãe e filho. Em certo sentido, elas são o oposto da adrenalina, trazem o relaxamento, nos dirigem para a proximidade com outros homens.

Os hormônios vitais — prazer no amor

Testosterona/estrogênio: estes hormônios, ou substâncias, que são produzidos nos testículos e nos ovários, estão estritamente relacionados com a atividade sexual e a vitalidade física. Eles dão origem às diferentes fases da reprodução, ou seja, desejo sexual, relação sexual, gravidez e nascimento. Geram, freqüentemente, uma profunda sensação de sensualidade, de estímulo, de força e de impulso de medir força com o meio ambiente (também em *sentido mental*) e têm uma grande influência sobre a vitalidade.

Ao quarto sistema pertencem hormônios, cuja composição ainda permanece desconhecida, mas que possuem efeitos facilmente perceptíveis porque regulam a relação física com o parceiro. Tratam-se dos hormônios da parceria.

Os hormônios do companheirismo

Podemos considerar estes hormônios como mensageiros bioquímicos entre dois corpos — com evidente efeito recíproco sobre a psique. São transmitidos através da pele na forma de feromônios (odores) e percebidos pelo olfato ou pelo paladar.

A *andosterona* é produzida pelas glândulas voltadas para fora do corpo, especialmente em certas zonas, como nos seios, nas axilas e na região genital. Ela também pode ser encontrada na saliva, produzindo e aumentando o desejo sexual, por meio do contato bucal, ou seja, durante o beijo.

As *substâncias cutâneas* são produzidas por glândulas da pele, principalmente nos lábios e nas gengivas. Tanto quanto se conhece, o seu efeito é o aumento das necessidades de contato íntimo, erótico, e provoca estados de excitação em geral. Certamente, também podem existir alguns efeitos indesejáveis: um cheiro muito forte ou superforte pode ter um efeito inibidor. O fator determinante será a sensibilidade pessoal de cada um. Quem se enoja diante de certos cheiros, bloqueia o efeito natural desses aromas e pode até produzir hormônios de efeitos antagônicos. Depois de uma ducha, antes de um encontro, deveria seguir um "banho de suor", de modo que, lentamente, um clima de excitação através do olfato pudesse ser criado. Uma dança animada ou fazer uma ginástica de aquecimento podem ajudar neste sentido. Neste âmbito, a cosmética oferece diversas formas de ilusão: com o uso de batons forjamos lábios mais vermelhos, alguns perfumes tentam substituir os hormônios que existem no suor. Mas nós podemos produzir tudo isso que esses cosméticos oferecem com os nossos próprios hormônios.

Aos hormônios da parceria pertencem também os fenômenos concomitantes da *dopamina* e da *noradrenalina*. Ambos são neuromoduladores e influenciam a vida mental. Eles são produzidos no cérebro e atuam paralelamente à sua ação principal sobre as vontades, também sobre diferentes formas de necessidades, como o prazer, a fome, a sede e o instinto sexual. Eles reagem basicamente ante impulsos visuais e, em menor escala, ante cheiros e sabores.

Mais hormônios para a sensualidade

Também é interessante aquilo que se supõe até aqui sobre o efeito dos seguintes hormônios, que não podem ser conscientemente influenciados.

A *oxitocina* é um hormônio cerebral que promove a contração involuntária de certos músculos. Entre as mulheres, ela é responsável, principalmente, pela contração do útero durante o trabalho de parto e pelo expelir do leite materno. As reações sobre os órgãos sexuais são a contração por excitação dos músculos do pênis e da vagina — que, entretanto, também podem ser conduzidos voluntariamente. A oxitocina também possui um efeito psíquico digno de nota: estimula os sonhos de amor, a vontade pelo contato físico e a ternura.

A *aietilcolina* pode ser encontrada nas fibras nervosas do clitóris e do pênis. Ela aumenta o fluxo sangüíneo atuando sobre a ereção do pênis e do clitóris.

A *luberina* age no hipotálamo e possui uma função de controle sobre os hormônios vitais, o estrogênio e a testosterona. A necessidade sexual é direcionada desse modo.

A *prolactina* é encontrada tanto em homens como em mulheres. Obstrui a necessidade sexual e — em grandes quantidades — causa a impotência no homem e distúrbios no orgasmo da mulher.

A progesterona é produzida nos ovários e liberada durante a gravidez. É semelhante ao estrogênio e, em ação recíproca com este, tem conseqüências sobre a vida sexual.

Estas são as opiniões endocrinológicas válidas hoje sobre os efeitos psicossomáticos dos sistemas hormonais mais importantes para nós e que nos interessam aqui.

Anexo 2

O NOSSO LABORATÓRIO FARMACOLÓGICO INTERNO
O CORPO COMO UMA REDE ALTAMENTE INTELIGENTE — UMA EXCURSÃO CIENTÍFICA

O nosso organismo é um laboratório farmacológico refinado que produz continuamente uma grande variedade de substâncias. Entre outras coisas, essas substâncias regulam as funções do nosso cérebro e as do sistema nervoso.

Os produtos criados artificialmente pelo homem (medicamentos etc.), que normalmente consumimos, não são nada mais do que imitações imperfeitas daquilo que produzimos no corpo. Somente agora estamos tomando novamente consciência desse fato. Basta pensar na tendência da homeopatia.

E este fato sugere a idéia — como menciona o experiente cientista Dr. Paolo Pancheri, docente na Clínica Psiquiátrica de Roma — de que, tão logo o nosso conhecimento sobre os mecanismos naturais do organismo seja aprofundado, pode-se descobrir maneiras de capacitar qualquer pessoa para que ela aprenda novamente a ativar este processo em seu próprio corpo. Em outras palavras: ele pode aprender a linguagem simbólica da doença e, através de processos de aprendizagem espiritual-intelectual, desencadear reações positivas no nível físico.

O caminho sugerido da indução endógena para alterações hormonais é o primeiro passo nessa direção.

Anexo 3

A PELE COMO ÓRGÃO DE CONTATO
Duas das muitas funções da nossa pele são especialmente interessantes. Ela é o órgão através do qual definimos, ao mesmo tempo, nossa delimitação e nosso contato. Com a pele termina o Eu e começa o mundo ao nosso redor, o Você e os Outros. Com uma superfície de cerca de dois metros quadrados, ela é nosso órgão de contato mais importante. Qualquer estímulo em qualquer parte será direcionado para dentro, para um órgão correspondente. Isso acontece através de uma mudança imediata da resistência elétrica cutânea que, hoje, pode ser medida experimentalmente, mas que já foi provada por C. G. Jung com suas "experiências de associação".

A expressão verbal "eu te amo" ocasiona uma percepção psíquica que é inacreditavelmente mais fraca do que aquela que podemos expressar com uma carícia amorosa, um afago ou um abraço — que, na verdade, têm exatamente o mesmo significado dessas três palavras.

Se a pele é a expressão externa de camadas psíquicas mais profundas, será através dela que encontraremos o caminho para atingir as zonas profundas de difícil acesso.

Um exemplo bastante claro consiste no "enrubescer". As pessoas ruborizam porque têm vergonha dos pensamentos que passam pelos seus subconscientes. A pele nos delata. Ela sempre diz a verdade sobre aquilo que vai na nossa psique. Isso também é visível durante a puberdade, quando ela espelha o estado de mudanças psíquicas que estão ocorrendo.

Nesse sentido, a pele como um todo nada mais é do que uma zona desencadeadora. O importante é a *maneira e o modo* pelo qual ela será tocada, seja em um abraço ou em uma determinada fonte de dor.

Sobre o autor e seu trabalho

Franz Benedikter é doutor em Filosofia. Possui um consultório nas proximidades de Roma. Ali, ele apresenta aos seus clientes como eles podem, através da terapia do toque e da "indução endógena", restaurar e aprofundar o contato positivo com seus corpos e criar, assim, a melhor base hormonal possível para uma vida saudável, feliz e livre.

As salas de seu consultório são de tal modo concebidas que otimizam o "processo terapêutico" da melhor forma possível. A sala destinada à terapia de conversação tem a forma de uma abóbada, cujas radiações espaciais contribuem positivamente para a liberação do espírito. As salas para exercícios individuais, de casais e de grupos irradiam calor, brandura e aterramento. Estes espaços contribuem para a percepção do próprio espaço corporal e do "aterramento" das pessoas que estejam se tratando dentro deles.

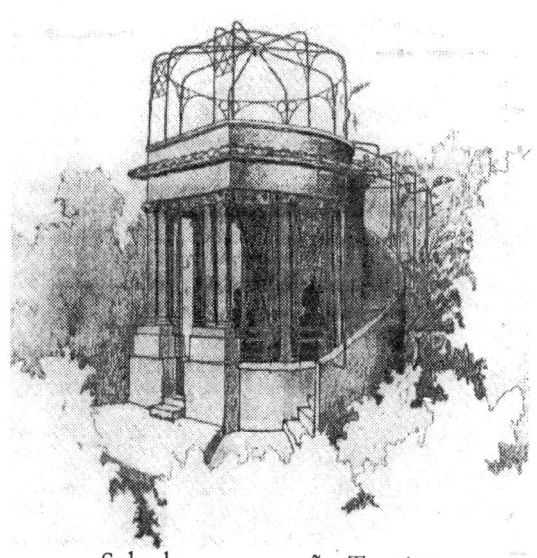

Sala de conversação *Tempietto*

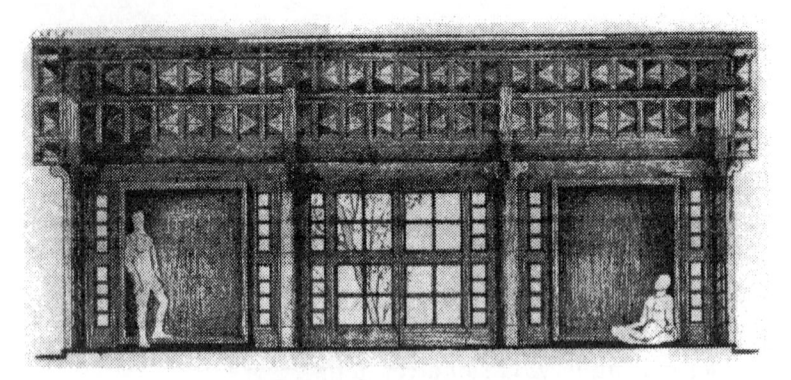

Sala de exercícios *Tempio*

Este livro foi impresso em 2002
nas oficinas da ParkGraf Editora Ltda.
Rua General Rondon, 1500 (Parte) - Petrópolis - RJ - Tel.: (24) 2242-7754